地域保健の原点を探る
− 戦後日本の事例から学ぶプライマリヘルスケア −

【編著】
中村　安秀

【著】
石川　信克
佐藤　寛
大石　和代
坂本真理子
小川寿美子
當山　紀子

（株）杏林書院

【編著】
　中村　安秀（第1章，第8章）
　　甲南女子大学看護リハビリテーション学部教授

【著】
　石川　信克（第2章）
　　公益財団法人結核予防会結核研究所名誉所長

　佐藤　　寛（第3章）
　　日本貿易振興機構（ジェトロ）アジア経済研究所上席主任調査研究員

　大石　和代（第4章）
　　長崎大学大学院医歯薬学総合研究科教授

　坂本真理子（第5章）
　　愛知医科大学看護学部教授

　小川寿美子（第6章）
　　公立大学法人名桜大学人間健康学部教授

　當山　紀子（第7章）
　　琉球大学医学部保健学科講師

序文　　　学びは時空を越えて

　1990年代にパキスタンの国連難民高等弁務官事務所（UNHCR）保健医療担当官としてアフガニスタン難民保健医療に従事していたときのことだった．カラチから1日がかりで，世界遺産のモヘンジョダロ遺跡を訪問した．歴史の教科書で学んだ巨大な古代文明の1つである．紀元前2千年ごろに作られたレンガ造りの碁盤目状の都市計画と排水設備はすばらしかった．時代をかけて修復されてきた井戸はいちばん古い基盤部分が最も堅牢で，悲しいことに，時代が新しくなるにつれて粗雑なものになっていた．社会が一度到達した技術であっても，時代とともに進歩するという一方向の変化だけでなく，時間とともに退歩することもあるのだということを教えられた．

　私たちは，戦後日本の地域保健の発展の中で，貧困と人材不足の中で工夫した先人たちの知恵に学ぶことにより，途上国への応用可能性を考えたいという発想から研究を始めた．結核対策の石川信克氏，生活改善普及員の研究と実践の佐藤寛氏，助産師を追って離島調査をした大石和代氏，開拓保健婦の聞き書きを行った坂本真理子氏．専門分野も職種も異なる中で，共通の情熱と感性にあふれた仲間との共同研究は，ワクワクする知的刺激に富んだ経験であった．本書では，沖縄の小川寿美子氏，母子保健の當山紀子氏という琉球列島で暮らすふたりの知己にも加わっていただき，楽しく有意義で学際的な内容を披露することができた．

　いま，日本の保健医療は間違いなく，大きな岐路に立っている．日本は戦後の貧困の中から立ち上がり，知恵をしぼり工夫をこらし，世界最高の健康水準を誇る保健医療の仕組みづくりと人づくりに成功した．アルマアタで世界の叡智が参集してプライマリヘルスケアを編みだす前に，私たちの先人は，地域の中で地道にだれひとり取り残さない健康づくりに励んできたのだった．そして，いま世界がユニバーサル・ヘルス・カバレッジに邁進する中で

国民皆保険をはじめとする日本の保健医療システムが海外では絶賛されている．

　しかし，日本が直面している人口減少と経済的停滞の中で，従来と同じシステムで持続可能性が保たれるはずがない．このまま漫然と昨日と同じことを明日も続けようとするなら，日本の保健医療システムは歴史的遺物となってしまうだろう．日本が貧しかった時代に黙々と汗と涙を流してきた先駆者たちの思いと努力を真摯に受け止め，私たち自身の手で戦後日本の保健医療の歴史を振り返ることこそが，日本の未来を考える羅針盤になるのではないかと確信している．文字通りの学際的な本書を自由に切り取っていただき，格差社会のひずみが露呈し保健医療の人材不足が叫ばれる日本の保健医療の将来に資する着想や示唆を汲み取っていただけたなら，編者として望外の喜びである．

2018年7月

甲南女子大学教授　中村　安秀

Contents

第1章 プライマリヘルスケアとは何か　………… 中村　安秀 …… 1
1. プライマリヘルスケアとは何か ……………………………………… 1
2. 戦後日本の公衆衛生 …………………………………………………… 9
3. プライマリヘルスケアからみた戦後日本の地域保健活動 ………… 15
4. 温故知新－なぜ過去との対話が必要なのか－ …………………… 20

第2章 戦後日本における結核対策　………………… 石川　信克 … 24
1. 日本における結核 ……………………………………………………… 24
2. 結核対策における保健師の役割 ……………………………………… 28
3. 結核予防婦人会の創設と展開－住民参加－ ………………………… 32
4. 患者同盟と朝日訴訟－当事者参加－ ………………………………… 35

第3章 生活改良普及員による健康改善　………… 佐藤　寛 … 40
1. 戦後日本の農村 ………………………………………………………… 40
2. 農村民主化と農業改良普及制度 ……………………………………… 42
3. 農家女性労働の軽減－かまど改善－ ………………………………… 44
4. 栄養改善と料理教室 …………………………………………………… 47
5. 環境衛生－簡易水道，立ち流し，便所の普及－ …………………… 49
6. 農繁期の健康対策－共同炊事，共同保育－ ………………………… 51
7. 家族計画講習会 ………………………………………………………… 54
8. 生活習慣の改善努力と快適な睡眠 …………………………………… 54
9. 広範囲への普及と行政とのシナジー－相乗効果－ ………………… 57

第4章 長崎県離島の開業助産婦　………………… 大石　和代 … 63
1. 開業助産婦とは ………………………………………………………… 63
2. 長崎県離島の開業助産婦 ……………………………………………… 63
コラム　助産技術向上のために……………………………………………… 74
コラム　開業助産婦の報酬と経済状況…………………………………… 80

コラム　嘱託医との連携 …………………………………………………… 82

第5章　開拓保健婦の足跡　………………………… 坂本真理子 … **86**
 1．開拓保健婦制度とは ……………………………………………… 87
 2．開拓保健婦はどんな存在だったのか …………………………… 92
 3．開拓保健婦が行った実態把握 …………………………………… 95
 コラム　農夫症とは ………………………………………………… 98
 4．開拓保健婦が取り組んだ生活改善 ……………………………… 98
 5．開拓保健婦の足跡から学ぶもの ………………………………… 102

第6章　戦後沖縄の地域保健－人材確保と定着化をめざして－　小川寿美子 … **105**
 1．第1期：戦後の保健医療事情とUSCARの取り組み ………… 106
 2．第2期：日本復帰後の特別措置による諸制度の存続 ………… 115
 コラム　「公看魂」とは何か ……………………………………… 118
 3．第3期：市町村行政主導期の地域保健法のもとで …………… 119
 4．沖縄の経験の現代的意義 ………………………………………… 121
 5．偶然か必然か－USCARの志－ ………………………………… 125
 6．コミュニティ変容への対応 ……………………………………… 126

第7章　戦後日本における母子保健　……………………… 當山　紀子 … **129**
 1．戦後から現代における乳児と妊産婦死亡率の現状 …………… 129
 2．母子保健水準向上への取り組み ………………………………… 130
 コラム　母子健康手帳を多くの国で活用する …………………… 143

第8章　温故知新－過去と対話し未来を開拓する－　… 中村　安秀 … **158**
 1．戦後日本の保健医療経験を途上国に応用する ………………… 158
 2．改善経験を途上国に応用する …………………………………… 160
 3．日本の保健医療の軌跡は格差社会への対策につながるのか … 173
 4．過去と対話し，未来を拓く ……………………………………… 180

第1章 プライマリヘルスケアとは何か

1. プライマリヘルスケアとは何か

1) 世界共通目標としてのプライマリヘルスケアの意義

　世界各国で直面している保健医療問題の多くは，単に医療や保健の分野だけで解決することが困難であり，国際経済，政治，社会全体にわたるグローバルな矛盾と深くかかわっている．元来，保健医療はどの国にとっても重要な国内問題であった．医師や看護師の育成と免許交付の制度，病院や診療所の認可と配置，医療費の支払い制度と健康保険，公立と私立の医療サービスの競合など，すべての国が独自のシステムを持っているといっても過言ではない．

　第二次世界大戦後，1950年代には多くのアジア諸国が独立し，1960年代はアフリカ諸国の独立がなされた．新しく独立したこれらの国の多くは，保健医療サービスの公平な供給を重要政策のひとつとして位置づけたが，人材不足の上に基盤となるインフラストラクチャー[注1)]が脆弱であり，先進工業国からの援助に頼らざるを得なかった．当初，旧宗主国[注2)]などの先進諸国は植民地時代からの病院の改築や新病院の建設，あるいは宗教団体による無料診療などを行った．確かに，病院の近くの村の住民の病気を治療し，命を救うことはできたが，病院から離れた農村部で暮らす多くの住民に医療や医

注1) 国民福祉の向上と国民経済の発展に必要な公共施設．
注2) かつて特定の国家を従属国として宗主権を持っていた国家．

薬品が届くことはなかった．

　世界の多くの国々において，近代医療の直接的な導入により問題が解決しなかったばかりか，医療の恩恵にあずかれる限られた人々と，相変わらず医療にアクセスできない大多数の人々というように，近代的な医療技術によって格差がより増大していった．先進国においてさえ，国内における大都市と農村部の医療格差はますます増大していた．保健予算の病院への集中，農村部における医師の不在など，保健医療サービスの不公平さが明白となり，多くの貧しい住民にとっては基本的な保健医療サービスさえ受けられない厳しい状況が続いていた．

　同時に，1960年代後半から1970年代にかけて，アメリカ合衆国とソビエト連邦を中心とする東西対立とともに先進工業国（北側）と開発途上国（南側）のあいだの南北問題が顕在化した時期でもあった．開発支援や保健医療に関して，この時期に画期的な試みが世界各地で実践されていた．ひとつは，Schumacherが1965年に設立したIntermediate Technology Development Group（ITDG）である．適正技術の重要性と理論化を行い，1973年に出版された「Small is beautiful」（Schumacher，1986）は途上国の開発にかかわる援助関係者に大きなインパクトを与えた．大規模な灌漑設備[注3]や土木工事ではなく，農村が育んできた伝統的な技術の合理性と持続可能性に着目したのだった．また，1960年代後半の中国文化大革命に伴う「はだしの医者」[注4]運動も（その実体が明らかにされた現在では種々の批判があるが），当時は農村部の保健医療改善に携わる世界中の関係者に大きな衝撃を生んだ．また，メキシコ西部でのフィールド活動を行っていたDavid Wernerの名作「Donde No Hay Doctor（Where there is no doctor）」が1977年に発行された．当初はスペイン語で書かれ，その後，多くの言語に翻訳され，開発途上国のフィールドにおける保健医療の実践的指針としてその後長く活用されることになった（Werner，1992）．

注3）灌漑設備：農地に外部から人工的に水を供給するための設備．
注4）はだしの医者：中国における医療従事者の一種．正規の医学校でなく，地方の医学訓練所で短期間医療技術を学び，農業に従事しながら患者の治療にあたる医者のこと．

1970年前後は社会的な不公平に異議申し立てを行った学生運動が世界的に席巻した時期でもあった．例えば，のちに1999年のノーベル平和賞を受賞した国際NGOである「国境なき医師団」は，1968年5月のパリ学生蜂起のあと，ナイジェリア内戦に駆けつけたフランス人医師たちの苦悩と義憤の中で1971年に設立された（Fox, 2016）．日本では学生運動の先駆者たちが闘争後に長野県や沖縄県での地域医療に邁進したが，世界では先進国での学生運動の経験者が，途上国の保健医療の改善に貢献した事例は少なくない．
　このような時代背景のもと，各国で別々の目標を立てるのではなく，先進工業国と開発途上国を包含し，世界共通のゴールとして「2000年までにすべての人々に健康を！」（Health for All by the Year 2000：HFA2000）が設定された．そして，その目標を達成するための戦略として取り上げられた理念が，プライマリヘルスケア（Primary Health Care：PHC）であった（WHO, 1978）．

2）デタントの時期に採択されたアルマ・アタ宣言

　1978年9月6～12日にWHO（World Health Organization：世界保健機関）とユニセフの共催でアルマ・アタ（旧ソビエト連邦，現在はカザフスタン共和国）で「プライマリヘルスケアに関する国際会議」が開催された．143カ国の政府代表と67の機関（国際機関やボランティア団体を含む）が参加し，会議の最終日にアルマ・アタ宣言（Alma-Ata Declaration）が採択された．東西対立が厳しかった当時の世界の政治情勢の中で，アメリカ合衆国（西側）とソビエト連邦（東側）が同じテーブルに着き協議を重ね合意に至ること自体が稀であった．当時は東西の冷戦がいくぶん落ち着きデタント（緊張緩和）と呼ばれていた時期に当たっていた．しかし，実はアルマ・アタ宣言が採択された翌年の1979年に，ソビエト連邦のアフガニスタン侵攻が行われ，東西の緊張は高まり，1980年には西側諸国のモスクワ・オリンピックのボイコットにまで発展した．このような緊張が高まった時期であれば，西側と東側が友好的に協議することはできなかったであろう．東西冷戦のさなかに，当時は第三世界と呼ばれていた途上国も参加し，歴史上はじめて世界共通の

表1-1　プライマリヘルスケアとは

Primary health care is essential health care based on practical, scientifically sound and socially acceptable methods and technology made universally accessible to individuals and families in the community through their full participation and at a cost that the community and country can afford to maintain at every stage of their development in the spirit of self-reliance and self-determination.	プライマリヘルスケアは，科学的に有効でかつ社会的に受容できるやり方や技術にもとづく必要不可欠なヘルスケアである．自立と自決の精神に則り，コミュニティや国がその発展の度合いに応じ負担できる費用の範囲内で，コミュニティの中の個人や家族があまねく享受できるよう，十分な住民参加のもとで実施されるものである．
（アルマアタ宣言第6章より）	（WHO, 1978より筆者和訳）

保健医療目標に到達できたのは，まさに僥倖であったということができる．

アルマ・アタ宣言では，「すべての人々に健康を」というスローガンとともに，健康が基本的人権であることを明言した．宣言は10章から構成され，先進国と開発途上国の間の健康状況の不平等，それぞれの国内における政治的，社会経済的不平等に言及し，人々が保健医療ケアの計画と実施に対して参加する権利と義務があることを明言した．その上で，各国政府と国際機関に対する目標として「2000年までにすべての人々に健康を！」を提示し，その実現をめざすための鍵としてPHCを位置づけた（松田，1993）．

3）公平さと参加というプライマリヘルスケアの原則

アルマ・アタ宣言第6章の冒頭では，WHOらしい修辞に満ちた文章の中に重要なキーワードがいくつも散りばめられ，PHCの理念を一文で象徴している．具体的には，公平なアクセス，住民参加，地域の自立と自決，保健医療コスト，社会的受容性，科学的有効性などに言及している（表1-1）．

PHCはあくまでも抽象的な理念であり，その実践面においては，当然のことながら，国により，地域により，大きな違いがみられる．PHCの実践活動を展開するためには具体的な目標が必要である．アルマ・アタ宣言においては，基本的保健サービスとして健康教育，母子保健など，8項目を具体的に列挙している（表1-2）．健康教育を優先順位の最初に掲げたこと，狭義の保健医療では通常は扱わない水供給や食糧供給を包含していること，必須医薬品（essential drug）という新しい概念を導入したことなど，随所に

表1-2　プライマリヘルスケア（PHC）の基本活動項目

PHCの基本的活動項目
1. 健康教育（Health Education）
2. 水供給と生活環境（Safe Water Supply and Basic Sanitation）
3. 食糧供給と栄養（Food supply and Nutrition）
4. 母子保健と家族計画（Maternal and Child Health and Family Planning）
5. 予防接種（Expanded Program on Immunization）
6. 感染症対策（Prevention and Control of Locally Endemic Diseases）
7. 簡単な病気や怪我の適切な治療（Appropriate Treatment of Common Diseases and Injuries）
8. 必須医薬品の供給（Provision of Essential Drugs）
PHC充実のための活動項目
9. 女性福祉（Welfare for Women）
10. 障害者対策（Community-based Rehabilitation）
11. 精神保健（Mental Health）
12. 高齢者保健（Health for the Elderly）
13. 歯科保健（Dental Health）
14. 環境保健と環境汚染（Environmental Health and Pollution）

（WHO, 1978より筆者和訳）

斬新な発想が盛り込まれている．PHC充実のための活動項目では，1970年代にはまだ取り組みが端緒に着いたばかりであるが，その後大きく開花する項目が見事なくらいに羅列されている．女性福祉はリプロダクティブ・ヘルス・ライツ[注5]につながり，障害者対策，精神保健，高齢者保健，歯科保健は21世紀の保健医療サービスの中核を占めるようになった．環境保健と環境汚染については，2015年の「持続可能な開発目標（SDGs）」において大きく取り上げられるようになった．時代を先取りするPHCの未来予測の精度の高さを示しているということができる．

しかし，PHCで指摘されていた個々の保健サービス活動は，PHC以前の保健医療の枠の中においても取り組まれてきたものであり，決して時代を動かすパラダイム・シフト[注6]につながったわけではない．PHCのより重要，かつ優れた点は，これらの保健サービス項目を地域の中で実践していく際の理念と原則を明確に打ち出したことにある．理念としては，健康を基本的人

注5）リプロダクティブ・ヘルス・ライツ：性と生殖に関する健康と権利．
注6）パラダイムシフト：その時代や分野において当然のことと考えられていた認識や思想，社会全体の価値観などが革命的にもしくは劇的に変化すること．

権と位置づけ,公平さ(equity)と参加(participation)という旧来の保健医療に認められない革新的な思想が織り込まれていた.PHCは個人や家族があまねく享受できるものでなければならない.そして,保健医療サービスは医師や看護師という専門職から与えられるという一方通行ではなく,住民や患者の主体的な参画のもとで届けられるべきであるという原則である.また,自立(self-reliance)と自決(self-determination)の精神を強調し,患者や住民が必要とするサービスを自分たちで決定することができるという理念を謳っている.このような住民参加,地域資源の有効活用,適正技術,統合と各分野の協調というPHCの基本原則は,現在でも地域で保健医療活動を展開していくときの必要条件であると考えられる(中村,2016a).

4) 開発支援を統合したミレニアム開発目標

1990年代になって,旧ソビエト連邦の崩壊とそれに伴う東西対立の構図がくずれ,保健医療問題は人口問題や環境問題と直結した地球規模のグローバルな課題と考えられるようになった.国連は,1990年の「子どものための世界サミット」(ニューヨーク)と「万人のための教育世界会議」(タイ・ジョムティエン),1992年の「地球環境サミット(環境開発国連会議)」(リオデジャネイロ),1994年の「国際人口開発会議」(カイロ),1995年の「世界女性会議」(北京)と立て続けに大規模な国際会議を開催した.2000年の国連総会において提唱されたミレニアム開発目標(Millennium Development Goals:MDGs)は,これらの主要な国際会議やサミットで採択された国際開発目標を統合し,1つの共通の枠組みとしてまとめたものと位置づけられる.

このミレニアム開発目標においては,貧困と飢餓の撲滅,初等教育の完全普及,ジェンダー平等と女性のエンパワメント,環境の持続可能性の確保などの課題とともに,健康問題も大きな課題として取り上げられた(表1-3).保健医療分野は8項目のうち3項目を占め,乳幼児死亡率の削減,妊産婦の健康の改善,エイズやマラリアなどの感染症の蔓延防止が掲げられている.具体的に,5歳未満児死亡率を3分の1に減少する,妊産婦死亡率を4分の1に減少する,HIV/エイズやマラリアなどの感染症の蔓延を阻止し罹患を

表1-3　国連ミレニアム開発目標（UN Millennium Development Goals：MDGs）

1	貧困と飢餓の根絶	5	妊産婦の健康の向上
2	普遍的な初等教育の実現	6	エイズ，マラリア，その他の疾病との戦い
3	男女均等と女性のエンパワメント	7	持続可能な環境の保持
4	小児死亡の減少	8	開発のためのグローバルな協働の展開

2015年までに，191の国連加盟国は上記目標を達成しなければならない．
（UNDP：2002年次報告書）

減少させる，といった目標が掲げられ，2015年までに達成するという各国の責務が明確に示された（中村，2008）．

5）だれひとり取り残さない持続可能な開発目標

　2015年は，国際協力にとっては重要な転回点となった年であった．2015年9月の第70回国連総会において，「わたしたちの世界を変革する持続可能な開発のための2030アジェンダ」が採択された．この中で，17の持続可能な開発目標（Sustainable Development Goals：SDGs）があげられ（表1-4），169の具体的なターゲットが設定された．MDGsのシンプルなメッセージと比較すると，貧困，食料，栄養，保健医療，教育，ジェンダー，水と衛生，雇用，産業，居住，消費，気候変動，海洋資源，森林，生物多様性，司法制度，グローバル・パートナーシップといったように，人と自然にかかわるすべての事項を網羅せざるを得なかったようにみえる．また，保健医療に関しては，目標3で取り上げられ，MDGsから継続した課題である母子保健や感染症対策のほかに，非感染性疾患（Non-Communicable Diseases：NCD），ユニバーサル・ヘルス・カバレッジ（Universal Health Coverage：UHC）といった新しい概念を強調し，先進国と途上国の区別なく，事故対策や薬物中毒に取り組むことの重要性を指摘している（表1-5）．

　一方，どの国においても共通する課題として，「だれひとり取り残さない（no one will be left behind）ことを誓い，人々の尊厳は基本的なものであると認識し，最も遅れているところから最初に手を伸ばすべく努力する」ことが宣言された．先進国や途上国という区分を越えて，格差をなくす取り組みを同時代的に地球規模で行おうという画期的な発想である．残念ながら，日

表1-4 持続可能な開発目標（Sustainable Development Goals：SDGs）

目標1.	あらゆる場所のあらゆる形態の貧困を終わらせる
目標2.	飢餓を終わらせ，食料安全保障および栄養改善を実現し，持続可能な農業を促進する
目標3.	あらゆる年齢のすべての人々の健康的な生活を確保し，福祉を促進する
目標4.	すべての人々への包摂的かつ公正な質の高い教育を提供し，生涯学習の機会を促進する
目標5.	ジェンダー平等を達成し，すべての女性および女児の能力強化を行う
目標6.	すべての人々の水と衛生の利用可能性と持続可能な管理を確保する
目標7.	すべての人々の，安価かつ信頼できる持続可能な近代的エネルギーへのアクセスを確保する
目標8.	包摂的かつ持続可能な経済成長およびすべての人々の完全かつ生産的な雇用と働きがいのある人間らしい雇用（ディーセント・ワーク）を促進する
目標9.	強靭なインフラ構築，包摂的かつ持続可能な産業化の促進およびイノベーションの推進を図る
目標10.	各国内および各国間の不平等を是正する
目標11.	包摂的で安全かつ強靭（レジリエント）で持続可能な都市および人間居住を実現する
目標12.	持続可能な生産消費形態を確保する
目標13.	気候変動およびその影響を軽減するための緊急対策を講じる
目標14.	持続可能な開発のために海洋資源を保全し，持続可能な形で利用する
目標15.	陸域生態系の保護，回復，持続可能な利用の推進，持続可能な森林の経営，砂漠化への対処，ならびに土地の劣化の阻止・回復及び生物多様性の損失を阻止する
目標16.	持続可能な開発のための平和で包摂的な社会を促進し，すべての人々に司法へのアクセスを提供し，あらゆるレベルにおいて効果的で説明責任のある包摂的な制度を構築する
目標17.	持続可能な開発のための実施手段を強化し，グローバル・パートナーシップを活性化する

（United Nations General Assembly, 2015より筆者和訳）

表1-5 保健医療に関する持続可能な開発目標

【SDGs目標3】
あらゆる年齢のすべての人々の健康的な生活を確保し，福祉を促進する

1. 世界の妊産婦死亡率（出生10万対）70未満に削減
2. 新生児死亡率12以下（出生千対），5歳未満児死亡率25以下（出生千対）に削減
3. エイズ，結核，マラリア，顧みられない熱帯病の根絶
4. 非感染性疾患（NCD）による若年死亡率を3分の1に減少させる
5. 薬物乱用やアルコールなどの乱用の防止・治療
6. 交通事故による死傷者を半減
7. リプロダクティブヘルスの国家戦略・計画への組み入れ
8. ユニバーサル・ヘルス・カバレッジ（UHC）の達成
   ・質の高い基礎的な保健サービスへのアクセス
   ・必須医薬品とワクチンへのアクセス
9. 有害化学物質，大気・水質・土壌の汚染による死亡・疾病の減少

（United Nations General Assemblyより筆者和訳）

本国内では「2030アジェンダ」や持続可能な開発目標についてほとんど報道されなかった．しかし，国連総会で「だれひとり取り残さない」というテーマの持続可能な開発目標が設定されたことを日本国内で伝えると，大きな反響があった．特に，福島原発事故でいまも避難生活を余儀なくされている家

族や昭和30年代に重症心身障害児を守る活動をしている人々からは，わたしたちと世界がつながっているという意味で励まされたという連帯のメッセージが寄せられた．

6）プライマリヘルスケアの現在的意義

1978年のアルマ・アタ宣言以来，40年近くが経過した．PHCの理念そのものにもかなりの追加，修正，批判が加えられ，選択的プログラムと包括的プログラムに関する熱い論争が繰り広げられたこともあった．しかし，依然として多くの国においてPHCが保健医療政策を決定する上でのもっとも重要な基本理念であることに変わりはない．

PHCは治療を主体とした医療ケアよりも予防ケアを重視し，病院での医療よりもコミュニティケアや公衆衛生に注目し，都市よりも農村部を主体に活動してきた．その成果を認めつつも，民間活動の活性化，途上国における都市問題，HIV/エイズに代表される疾病構造の変化などの現状を鑑み，WHOは，1986年にオタワ憲章として健康づくり（Health Promotion）の枠組みを提唱した．また，2008年には，WHOは世界健康報告（world health report）においてPHCの特集号を発行した（WHO, 2008）．ただ，残念ながら，その30年前のアルマ・アタ会議で見られたような格調高い理念が表出されることはなかった．

しかし，多くの国において，いまもPHCは息づいている．タイではPHCセンターが実働し，インドネシアの地域保健プロジェクトでは村ごとにPHC委員会を設置した．アフリカのいくつかの国では，対外的な資金を獲得するためにUHCを標榜するが，地域保健医療システムはPHCの時代と基本的な変化はないという．

2．戦後日本の公衆衛生

1）戦後混乱期の公衆衛生行政

第二次世界大戦末期は，戦時下による医師の動員や医薬品の調達のため，

国内の病院では極度の医師不足，医薬品不足に陥っていた．戦後日本の保健医療システムの構築は，人的物的に枯渇した状態に加えて，敗戦による壊滅的な打撃の中から始まった．

1945～1947年までの混乱期には，食糧不足による重度の栄養失調，発疹チフス・天然痘・コレラの流行，戦傷者や被爆者の医療，多数の引き揚げ者の健康問題など，種々の課題が山積していた．連合軍総司令部（s）公衆衛生福祉局は，厚生省に公衆衛生局，医務局，予防局を設置し，都道府県には衛生部を設置した．戦前は内務省や警察と深いかかわりを持ち衛生面での取り締まり業務を主管していた厚生省を，公衆衛生行政の立場から再編成する試みであった（Sams, 1986）．日本国憲法第25条には，「すべて国民は，健康で文化的な最低限度の生活を営む権利を有する．国は，すべての生活部面について，社会福祉，社会保障及び公衆衛生の向上及び増進に努めなければならない」と書かれている．GHQの保健医療に対する占領政策は，この条文に集約され表現されている．

1948年には，GHQの指導監督のもと，東京都杉並保健所がモデル保健所として整備され，公衆衛生活動の実践をわかりやすく説明した宣伝用映画「新しい保健所」が翌年に製作された．そこでは，日本脳炎の蚊の駆除と消毒をする防疫係員，結核患者の診断をする医師，農家を家庭訪問する保健婦，衛生統計を作成する医師が描かれている（二至村，2002）．宣伝用映画の1コマごとに修正を命ずるといったように，サムス准将をはじめとするGHQスタッフがモデル保健所づくりに賭けた意気込みは非常に大きかった．まさに，GHQが描いた理想的な地域公衆衛生活動を日本において実践するための鍵として，保健所を拠点にした地域保健活動に焦点をあてたといえよう．

2）日本の地域保健活動としての結核対策と母子保健

日本においては，PHCという概念が導入される以前に，PHCと響きあう地域保健活動が医師だけでなく，助産師や保健師などの看護職と連携しながら，男性も女性も巻き込んだ住民参加のもとで行われてきた．岩手県沢内村や長野県佐久病院に象徴されるように，それらの多くは，政府の施策として

行われたというよりは，地域の人々の手によって地域のニーズに寄り添う形で自発的に実施されてきた．まさに，PHC が主張する公平さと参加という原則とともに，自立と自決という革新的な思想が織り込まれていたのだった（中村，2016b）．

　占領後の日本の地域保健活動は，幸運にも国外からの指導や干渉を受けることなく，結核対策と母子保健対策を選択し，乏しい予算と人員を集中することができた．

　結核予防法が改正され，「結核の予防，結核患者に対する適正な医療の普及を図り，結核の個人的，社会的な害を防止することを目的とする」と明言されたのは 1951 年のことであった．1950 年において，結核患者数は約 53 万人，結核死亡数は約 12 万人に達し，日本人の死亡原因の第 1 位を占めていた．まさに，結核患者個人に対する治療だけでなく，社会的防衛の見地から公衆衛生による取り組みが必要とされていた．レントゲン検査による定期健康診断，乳幼児や学童に対する BCG 接種，医療機関による確定診断，保健所による結核患者の登録と家庭訪問，結核治療費の公費負担，結核診査協議会による結核患者に対する従業禁止と命令入所といった，徹底した患者管理と強権的な入院管理により，結核患者は激減していった．もちろん，住民参加による結核対策の普及なども行われたが，多くの地域では，保健所と医師会が中心になって結核対策が推進された．

　母子保健対策に関しては，1947 年に児童福祉法が制定され，1948 年に母子手帳（現在は母子健康手帳）が配布された．当時は，妊婦や乳幼児の栄養失調が大きな社会問題となっており，ミルクや砂糖の配給が喫緊の課題であった．その後，安全な妊娠，出産の推進を目的として，妊婦指導や出産介助に関して助産婦が運営できる施設として全国に母子健康センターを設置し，未熟児に対する公的助成を行った（毛利，1972）．しかし，法的整備は非常に遅れ，「母性，乳児，幼児の健康の保持および増進を図り，保健指導，健康診査，医療その他の措置を講じ，国民保健の向上に寄与することを目的とする」母子保健法が制定されたのは，1965 年であった．それ以前から開始されていた 3 歳児健康診査に加え，乳児健康診査，1 歳 6 カ月児健診，先天

性代謝異常スクリーニングなど乳幼児に対する健診体制が整備されるのは，乳児死亡率が20（出生1,000人当たり）以下に減少した後のことであった．また，厚生省が，地域のマンパワーを母子保健に動員するために母子保健推進員制度を導入したのは1968年であり，乳児死亡率の著明な減少のあとの出来事である．

　このように，厚生省が打ち出した種々の母子保健施策は，いずれも乳児死亡率がかなり減少した後のことであり，戦後まもない時期に乳児死亡率の減少を直接的な目標とした特別の施策は行われなかったということができる．ここは，多くの途上国との大きな違いである．1990年代にアメリカ合衆国の会計検査院調査団が来日し，日本の過去の保健医療施策を検討したときも，「乳児死亡率減少のための施策を計画することなく，どうして乳児死亡率が減少したのか？」と煙に巻かれたような面持ちで帰国していったことがある．この「特別の施策なき乳児死亡の減少」こそが，日本の行政施策の特徴を象徴しているのかもしれない．

3）高度経済成長する前に達成した国民皆保険

　戦後の医療における大きな課題は，国民に平等に医療サービスを提供することにあった．従来は，公務員など一部の人々が享受していた健康保険を全国民に普及するまでには，医師会と厚生省の長い戦いの歴史があった（有岡，1997）．わが国が国民皆保険を実現したのは，1961年のことであった．池田勇人首相による「国民所得倍増計画」が打ち出されたのが1960年の年末であり，ちょうど，わが国が高度経済成長に突入する時期に当たっていた．皆保険導入によって急増しうる医療費を吸収できる経済的余裕が十分に見込める幸運があったことは確かだが，それだけが成功の条件ではなかった．

　わが国の皆保険実現を振り返ってみると，いくつかの好条件が整っていたことが成功への鍵だったことがわかる（小林，2002）．皆保険に向けた強い政治的意志，市町村合併による市町村の財政強化，段階的に加入者を増やしていく方法などが大きな要因であった．他方，たまたま整っていた好条件も忘れるべきではない．当時は，高度な医療技術も普及しておらず，高齢者

割合も低かったため，国民医療費総額が現在に比べるとかなり少なかった（1960年時点で国内総生産の3％）．そして，高度経済成長の最中で，国民は健康を維持するための医療に対する大きな期待と，そのような医療を受けるだけの経済力を備えつつあった．このような好条件に恵まれ，国民皆保険はその後日本社会に定着した．その後，現在では高齢化社会を迎え，財源面での再検討を迫られているのは周知のことである．

もうひとつ，昭和30年代までは，無医村が地方振興の大きな政治的課題であった．へき地や離島に住む住民が安心して医療を受けられるために，高給で医師を雇用したり，巡回診療を行ったり，選挙のたびに無医村解消に対する施策が謳われてきた．しかし，自治医科大学の開校や道路事情の整備により，現在においても無医地区は存在しているものの，無医村そのものの存在は大きな社会的課題ではなくなった．無医地区に対する保健医療サービスの提供のあり方とその変遷については，まとまった研究がほとんど行われていない．今後の研究の成果に期待したい（中村，2002）．

4）歴史的研究の課題

ここでは，母子保健に絞って，歴史的研究の課題について考えてみたい．

従来から，日本国内外において，戦後の乳幼児死亡率の著明な減少の理由を明らかにするための研究が行われていた．ひとつは，日本の驚異的な経済成長と健康指標の改善を関連付けるものであり，栄養状態の向上や住環境の改善によって健康状態の改善がもたらされたとするものである（Fuchs, 1988）．また，政府（占領期にはGHQ）の強力なリーダーシップのもと，医療資源の供給，公的健康保険，伝染病予防接種，健康教育，上水道建設などを行ったことがあげられる（Johansson, 1987）．しかし，これらの分析では，一般的に，経済的に立ち遅れた国が先進国の仲間入りをする過程の中で，日本の乳児死亡率が減少した原因を説明しようとしているにすぎない．「どのような社会経済的要因の改善が，乳児死亡率の減少と関連しているのか？」「日本の乳児死亡率が，アメリカ合衆国やイギリスを凌駕するに至った要因は何か」といった疑問には答えていないのである．

小椋らは，1950〜1965年の各県ごとのデータを用いて計量経済学的考察を行った（小椋，1993）．各県ごとの乳児死亡率，施設分娩比率，病床数，1人当たり実質所得，母親の教育水準（5年前の女子高校進学率），上水道普及率，結核死亡率，世帯当たり健康保険加入率の7変数を取り上げた．基本モデルとして，IMR（乳児死亡率）＝ f（施設分娩比率，上水道普及率，結核死亡率）とすると，乳児死亡率低下への寄与の程度は，施設分娩比率，上水道普及率，結核死亡率の3者はほぼ等しく30〜40％であったという．膨大なデータを計量経済学的視点で解析するという方法は斬新であったが，施設分娩比率や結核死亡率といった変数の意味付けが十分になされないまま，分析を行っても現実的に意味のある結果が出ないのは当然であろう．このように，乳児死亡率低下への寄与を数量的に遡及的分析しようとする試みは，成功していないのが現状である．乳児死亡率低下に関連する要因（所得，教育，衛生環境，医療水準など）が，あまりに広範囲にわたるためであろう．

むしろ，戦後の保健医療の変遷を叙述的にまとめる歴史学的記述研究（Historiography）が，重要な示唆を与えてくれる．病気になって帰農した女性労働者によって結核が農村に広がっていったこと（川上，1982），1960年代の未熟児対策において保健所がほとんど機能しなったのは乳児死亡率の改善においてすでに保健所の役割は終わっていたという考察（毛利，1972），抗生物質の登場により医師間の医療技術格差がかなり解消されたという分析（西田，1986）など，日本の乳児死亡率の減少に関する貴重な研究が行われている．

もうひとつの方法論は，比較研究である．アメリカ合衆国と日本の研究者の共同研究により，日本とアメリカ合衆国の乳児死亡に関する要因分析を行った（Kiely, 1999）．乳児死亡率だけでなく，低出生体重児の出生割合，母親の年齢，乳児死亡率の地域格差，周産期ケア，出産場所，出産の方式（自然分娩，帝王切開など），出産後の病院滞在日数，家族計画，人工妊娠中絶などについて詳細な比較を行った．そして，日本がアメリカ合衆国よりも経済的に貧しかった時期に，日本の乳幼児死亡率がアメリカ合衆国を下回ることができた理由として，経済格差の少なさ，国民皆保険制度，母子健康手帳，

健康診査とスクリーニング，子育ての社会的価値の高さの5項目をあげた．しかし，残念ながら，これらの理由をEvidence-based Medicine（EMB）の立場から十分に説明できるだけの研究成果は見当たらなかった．

3．プライマリヘルスケアからみた戦後日本の地域保健活動

ここでは，PHCの基本原則のうち，住民参加と適正技術について，考えてみたい．

1）住民参加（community participation）

「健康」というものが住民自らのものであり，住民によって，住民のために守られるというPHCのもっとも基本的な原則の1つである．地域保健医療は本来，医師や看護婦などの専門家や行政機関などからの医療保健サービスの一方的な提供で成り立つものではなく，住民自らが住民自身の希望する方法で保健医療サービスを受け，それを維持，管理していく権利を有することを謳っている．

ここでいう住民（community）には2つの意味合いがある．1つ目は，同じ地域に住み同じ価値観と組織を共有している地理的なコミュニティである．村落共同体と言い換えることもでき，日本でいえば集落や町内会やなどがこの概念に相当する．2つ目は，消費，教育，遊び，スポーツ，祭りなど共通する関心を持つ集団を指し，知縁コミュニティと表現されることもある．

参加（participation）には，自発性にもとづいた行動であること，参加するかどうかという選択権が存在すること，そして最後にその選択の結果，何らかの利益が期待されるという意味合いを内含している．利益（benefit）といっても必ずしも金銭的な利益ではなく，名誉，仲間からの信頼，達成感や爽快感といったソフトな内容のものが多い．

この住民参加の原則は，特に日本では誤解されやすい面をもっている．日本では，保健医療サービスを提供する行政側や専門職とそれを受ける一般の人々とが，はっきり区別されている．例えば，乳幼児健診を例にとると，健

診を「する側」の保健師や医師と健診を「受ける側」の母親や乳幼児が画然と区別されている．乳幼児健診の日程や開催場所，健診内容は専門家が決定し，母親は決められた日時に子どもを連れていくだけである．このような一方通行的な保健医療サービス体制の中に住民参加の入り込む余地はほとんどない．

　一方，例えばインドネシアでは村の住民であるヘルス・ボランティアが積極的に乳幼児健診に参加している．体重を測定するのも，母子カードに記録するのも，すべて村のヘルスボランティアである．簡単な栄養指導もボランティアが行っている．このように地域保健事業の立案，実施，評価に住民が直接関与し，主体性をもって参加する場合に住民参加というわけである．

　日本においても，1959年から長野県佐久総合病院が実施した八千穂村での全村健康管理を支えたのは，村の住民から構成された衛生指導員だった（若月，1971）．当初は青年団から住民代表として選ばれた衛生指導員が，健康診査の手伝いをするだけでなく，村の健康づくりに大きな役割を果たしたという．まさに，アルマ・アタ宣言が採択される以前から，日本国内において行われていた住民参加であった．

2）適正技術（appropriate technology）

　適正技術とは，技術レベルやコスト負担の上でも，住民自身が利用しうる範囲内の技術でPHCの発展をめざすという原則である．国際協力の面では，開発途上国の技術環境や諸条件に合致した技術をいい，わが国では農業や中小工業分野での国際協力において盛んに論じられてきたが，保健医療分野における検討に乏しい．

　1970年代から，Schumacherによる中間技術（intermediate technology），住民の視点からみた村落技術（village technology）など種々の定義がなされてきた．先進国で開発されてきた大規模な機械やハイテク機器はそのままの形で途上国に応用するのは難しいという共通認識にもとづいている．

　特に，高度な医療技術を病院に導入するといったニーズの高い保健医療分野においては，医療機器や保健医療技術が途上国の環境に合致しているかど

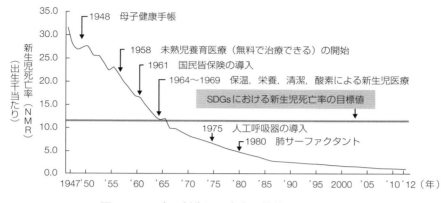

図1-1 日本の新生児死亡率の推移と医療の介入

うかを慎重に検討する必要がある．具体的には，歴史や伝統的な文化習慣，民族性や宗教，気候や自然環境といった地域特性や文化背景に配慮する必要がある．また，給水，電気，交通手段などのインフラストラクチャーは重要である．持続可能性の観点からは，消耗品や部品交換のメンテナンスが可能かどうか，人件費や消耗品などのランニングコスト，何よりも機器を保守点検できる人材の有無などが重要になる．

　現在の日本は高度なハイテク医療技術を駆使してケアを行っているが，高度経済成長の前は，電気や道路などのインフラが整備されておらず，保健医療専門家の数も少なく，予算も限られているといった状態で，現在の途上国と似通った状況であった．しかし，日本の新生児死亡率の推移をみると，1967年には9.9（出生1,000人当たり）であり，持続可能な開発目標（SDGs）の新生児死亡率の達成目標である12（出生1,000人当たり）をすでに下回っていた（図1-1）．1967年当時は，まだ人工呼吸器が導入される前で，新生児呼吸障害の特効薬である肺サーファクタントが実用化される前である．母子健康手帳と未熟児養育医療があり，無料での治療はできていたが，大病院においても，新生児を保温し，清潔に保ち，栄養を提供するという基本的なケアしか行っておらず，わずかに酸素ボンベが病院で使える状態であった．言い換えれば，日本の新生児死亡率は高度医療機器の導入以前にSDGsの達

成目標を下回っていたということができる．新生児集中治療室（NICU）や人工呼吸器がなくても，適正技術を上手に使えばSDGs目標を達成することができるという事例である．

3）地域から世界へ，世界から地域へ

　東日本大震災のあと，2011年に秋田で開催された第70回日本公衆衛生学会で，「グローバルヘルスと日本の公衆衛生」というシンポジウムが開催され，国際保健と地域保健の協働が議論された．その2年後の2013年には第72回日本公衆衛生学会（三重）で「地域から世界へ，世界から地域へ」というシンポジウムが開催された．

　まさに，戦後のわが国がたどってきた少子高齢化社会における公衆衛生の問題は，アジアやラテンアメリカではすでに現実の課題となっている．一方，途上国の公衆衛生専門家は，格差社会において貧困や感染症と闘う中で，早くから人権や医療，教育などの社会的共通資本の重要性に気づいていた．国境を越えて人やモノが大量に移動する時代にあって，公衆衛生も例外ではない．先進国の事例を研究して，その一部分を日本に取り込むという輸入加工型の時代は過去のものになった．

　先進国や途上国を問わず，グローバルヘルスの新しい潮流に耳を傾け，同時代的に行われている各国での実践に学び，日本のすばらしい経験や貴重な教訓を世界に発信することが求められている．すなわち，日本の公衆衛生の経験を国際協力の現場に活かし，また，途上国での貴重な国際体験を日本国内の健康の向上に還元できるシステムが求められている．このような国境を越えた公衆衛生の双方向性の連携が構築されたとき，グローバルなPHCの地平が切り拓かれる．

　例えば，妊産婦ケアは世界各国で大きく取り組みが異なり，表層的には違いがあるようにみえる．しかし，妊娠し出産を控えている女性がいる限り，先進国も途上国も，妊産婦の保健医療の課題を明日に先送りするわけにはいかない．妊産婦ケアが同時代性のグローバルな課題であるという認識をもつことが，解決への糸口を見出す第一歩である．医療従事者の地域的な偏在が

あり，妊産婦やそれを取り巻く家族の社会経済的格差は広がり，マイノリティに対する母子保健医療サービスはいつも後回しにされる，といった妊産婦の健康の重要性と緊急性の本質は日本でもアフリカでも驚くほど似ている．

　医学部や看護学部だけでなく，人文社会系の大学生も含めて，国際保健医療協力に関する関心は非常に高い．それらの若い世代に対して，大学や大学院における国際保健に関する教育や研究体制を強化することが必要である．しかし，それ以上に，ある程度の国際保健の経験をもった人材のキャリア・パスの道筋を開拓していくことが求められている．そのように，国際協力に関する人材を継続的に確保するためには，国内の地域保健医療との連携が重要である．大学，総合病院，地方自治体などから保健医療専門家が途上国に派遣され，帰国後は臨床や研究や教育に再び従事するシステムの確立が望まれる．このような人的なリンケージが機能したときに，日本の地域保健医療の経験を国際協力の PHC の現場に活かし，また，途上国での貴重な国際体験を日本の地域保健医療の向上に還元することが可能になるであろう．

　1990 年代に，アメリカ合衆国では国際協力援助に対する厳しい批判を受けて，国際協力の成果からアメリカ社会が直接的に学ぶプロジェクト「Lessons Without Borders」を開始した（Atwood, 1997）．例えば，バルチモア市は，ケニアでの予防接種の広報活動を実地に見学し応用することによって，62％だった予防接種率を 90％以上に高めることができた．青少年活動や女性と開発の課題，持続可能なコミュニティなど，地域の課題を解決する方法を，国際協力の成果の中に求めようという発想である．

　東日本大震災において，海外から過去最大規模の支援が寄せられた．グローバル世界の中で，人と人がつながり，国と国がつながっている．当然のことながら，国際的な緊急支援を行うこともあり，ときには緊急支援を受ける側に回ることもある．今後は，国境を越えたグローバルな双方向の関係性の中での国際協力のあり方が問われている（中村，2012）．

4. 温故知新－なぜ過去との対話が必要なのか－

　ヘンリー・カーは,「歴史とは現在と過去との絶え間ない対話である」と看破した(Carr, 1962). まさに, いまこそ, 戦後日本の地域保健の発展の中で, 貧困と人材不足の中で工夫した先人たちの知恵に学ぶことは, 途上国への応用可能性だけではなく, 日本の未来を考えるときの羅針盤になるのではないかと考えられる.

　本書の著者は, いずれも国際的な関心と経験をもつ方々である. 国際的な視点から日本の歴史を振り返ることの重要さを強調しておきたい. 日本という極東の島国のもつ良さと限界を知るには, 国外の視点から見直したほうがいい. 日本の現在と過去という直線軸に, 途上国という異なる視座が入ることにより, 三角測量の原理で, ものごとを複眼視することができるようになるからである.

　現在の日本という視点から過去を振り返り, 対話を繰り返したとしても, 過去と現在という直線を動くに過ぎない. そこに, 途上国という同時代的に相互学習しうる視座を持ち込むことにより, 成功事例や失敗からの学びが生じ, 日本の過去を複眼視することができる（図1－2）.

　過去と現在という歴史軸を縦にして, 日本と途上国というグローバルな空間を横軸におくと, 過去との対話, 事例からの学び, 相互学習がちょうど三角測量のように位置することになる. 例えば, 日本で生まれた母子健康手帳が現在世界に広がっている. しかし, 単に母子健康手帳を翻訳して途上国に持ち込んでいるのではない. まず, 戦後の食糧難の時代に配給手帳の役割も持っていた日本の母子健康手帳の歴史と対話し, 母子健康手帳の意義を問い直す作業がある（飯酒盃, 2009）. 途上国から留学や研修で日本に来た母子保健専門家が日本で現在使われている母子健康手帳に触れる機会を意識的につくり, 母子健康手帳のアイデアを自国に持ち帰ってもらうという事例からの学びの場を設定する. そして青年海外協力隊員や日本のNGOなどが途上国のフィールドで汗を流す中で, 実践にもとづいた相互学習が行われる. 母子手帳国際会議などを通して日本の母子健康手帳が母と子の健康の改善に果

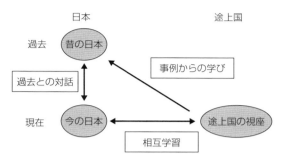

図1-2　歴史的空間的対話　グローバルな視点から，過去と対話する．

たしてきた役割を知ることにより，現在の途上国の母子健康手帳の施策やプロジェクトの方向性に反映することができる．具体的には，このような三角測量の複眼の視座を展開する中で，多くの国々に母子健康手帳は広まっていった．

　戦後の日本の保健医療の軌跡を科学的に研究する意義は非常に大きい．しかし，日本では，歴史学的研究の社会的な地位は極めて低い．2011年は日本が国民皆保険を達成してから50年という節目の年であったにもかかわらず，日本学術会議をはじめ日本のアカデミズムの多くは沈黙したままであった．イギリスのLancet誌は「国民皆保険達成から50年」という日本特集号を出版し，日本の経験をグローバルな地平から再評価し他国への応用可能性を検討しようという明確な戦略をもって歴史的考察を加えたのだった（Llano, 2011）．いまの日本は，ビジネスチャンスに結びつく医学研究や，目先の利潤をあげる研究ばかりに目を向けすぎているようにみえる．イギリスのように，他国の歴史研究にも資材を投入するような，グローバルな視点を持つ研究予算の配分を日本の関係省庁に期待したい．

　最後に，日本の保健医療の歴史的研究は，今後の貧困対策にも大いに役立つと考えられる．現在，健康の社会的決定要因（Social Determinants of Health：SDH）や貧困が，人々の健康や疾病に深くかかわっていることはよく知られるようになった．しかし，保健医療ケアの実践面では，保健医療関係者が貧困とどれだけ真正面から向き合えるのかが問われている．お金がな

いから医者にかかれない，薬が買えないと訴える住民を前にして，貧困や格差と闘ってきた先人たちの知恵と思いから学ぶことは少なくない．

　日本ではじめて母子手帳が発行されたとき，和歌山県の保健師は「すべての子供がひとしくその生活を保障され愛護される様に」と母子手帳を紹介しつつ，「貧しい方は無料で保健指導が受けられます」と貧困者に対するメッセージを忘れていなかった（和歌山縣民の友，1948年6月1日発行）．母子保健の理想を語っていた時代であり，保健医療関係者が貧困と直に向き合っていた．

　戦後70年．戦後の焼け野原を目のあたりにした保健医療関係者から直接貴重な話を伺う機会は少なくなった．しかし，私たちには文書があり，写真があり，多くのものが残されている．それらの遺産（レガシー）を単に保存するだけでなく，現在に生かすことにより，格差社会のひずみが露呈し保健医療の人材不足が叫ばれる日本の保健医療の将来に資することができる．それらを活かして，どのように次の世代につなげていけるのか，私たちの想像力が問われているのである（中村，2016b）．

文　献

有岡二郎：戦後医療の五十年 − 医療保険制度の舞台裏 − ．日本医事新報社，1997.
Atwood JB: Focus on lessons without borders．USAID Developments, 4：1-6, 1997.
Carr EH 著，清水幾太郎訳：歴史とは何か．岩波新書，1962.
Fox RC 著，坂川雅子訳：国境なき医師団 − 終わりなき挑戦，希望への意志 − ．みすず書房，2015.
Fuchs VR 著，江見康一訳：いかに生きるかの経済学．春秋社，1988.
飯酒盃沙耶香ほか：日本の母子健康手帳の歩み．小児科臨床，62（5）：833-840, 2009.
Johansson SR et al.: Exposure, resistance and life expectancy: disease and death during the economic development of Japan, 1900-1960. Popul Stud（Camb）, 41（2）：207-235, 1987.
川上　武：現代日本病人史．勁草書房，1982.
Kiely M et al.: Infant mortality in Japan and the United States. pp. 375-397（Wallace HM et al.（eds.）: Health and welfare for families in the 21st century. Jones and

Bartlett, 1999.）.
小林廉毅：東南アジア諸国間の健康保険分野における地域パートナーシップと韓国・日本の役割．保健医療分野における東南アジア諸国間の地域パートナーシップの構築－通貨危機に見舞われたインドネシアを手掛かりにして－．総合研究開発機構，pp. 106-113, 2002.
Llano R et al: Re-invigorating Japan's commitment to global health: challenges and opportunities. The Lancet, 378（9798）：1255-1264, 2011.
松田正己ほか：みんなのためのPHC入門．垣内出版，1993.
毛利子来：現代日本小児保健史．ドメス出版，1972.
中村安秀：農村における公衆衛生の推進－母子保健を鍵にして途上国への応用可能性を考える－．国際開発研究，11（2）：67-79, 2002.
中村安秀：ミレニアム開発目標（MDGs）．小児科臨床，61（6）：1113-1116, 2008.
中村安秀：世界からの共感と連帯－国境を越える出会いと学び－．ボランティア学研究，12：3-13, 2012.
中村安秀：グローバル時代のプライマリヘルスケア．保健の科学，58（2）：76-80, 2016a.
中村安秀：途上国日本のプライマリヘルスケア．保健の科学．58（12）：796-801, 2016b.
二至村菁：日本人の生命を守った男．講談社，pp. 119-145, 2002.
西田茂樹：わが国近代の死亡率低下に対して医療技術が果たした役割について．日本公衆衛生学会雑誌，33（9）：529-533, 1986.
小椋正立ほか：わが国戦後期（1950年から1965年）における乳児死亡率の低下．NIRA研究報告書．日米医療システムの比較研究（上），総合研究開発機構，pp. 93-137, 1993.
Sams CF著，竹前栄治訳：DDT革命－占領期の医療福祉政策を回想する－．岩波書店，1986.
Schumacher EF著，小島慶三ほか訳：スモール・イズ・ビューティフル－人間中心の経済学－．講談社，1986.
若月俊一：村で病気とたたかう．岩波新書，1971.
United Nations General Assembly: Transforming our world: the 2030Agenda for Sustainable Development. 18 September 2015.
Werner D et al.: Where there is No Doctor. Hesperian Foundation, 1992.
WHO: The World Report- Primary health care: now more than ever. WHO, 2008.
WHO: Report of the International Conference on Primary Health Care, Alma-Ata, USSR. WHO, 1978.

【中村　安秀】

結核は結核菌が人から人に空気感染を起こす感染症で，感染から発病の期間が長く，慢性に経過する性格上，都市化や工業化とともに社会的な蔓延（流行）を起こしやすい慢性感染症である．ほとんどの国が，歴史的には，流行の初期は農村部が少なく，都市部，交流の多い上流層，工場，軍隊などで流行し，人口の流動，罹病して帰郷した工場労働者，軍隊帰還者などにより，次第に農村部に広まっていき，国中広くどこでも誰でも罹患する国民病となっていくのが一般的である．社会の構造や発展段階とも関係あるため，社会病としての要素が強く，貧困層に集中しやすく，効果的に制圧するためには，予防接種，患者の早期発見・治療等の医学的体制づくり，患者登録や治療状況の把握などを含む保健所での管理体制，地域ぐるみで官民が協力した社会全体での取り組みが必要である．

1．日本における結核

日本における結核は，明治維新後の近代化・工業化の中で猛威を振るい，二度の世界大戦やインフルエンザの流行に加速されて，死因第1位の国民病となった．ただし，戦前，戦中，戦後早期までに取られてきた対策としては，特異的なものでなく，大気・安静・栄養を主とする自然治癒と排菌者の入院隔離およびBCG接種を基軸とするものであった．

日本で近代的な結核対策が公的に始められたのは，さまざまな近代的技術

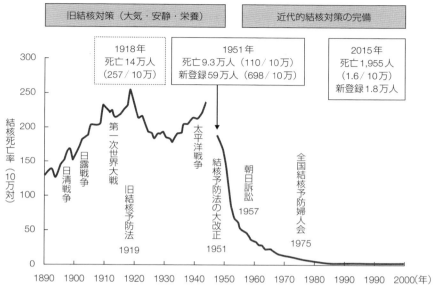

図 2-1 結核死亡率と対策の推移
1950 年まで死因第 1 位.

や方策ができ上がってきた後の 1951 年の結核予防法大改正以降である（図 2-1）．ここでは，集団検診等による，患者の早期発見，入院，有効な抗結核薬による治療，BCG 接種，これらの費用の公的な負担，生活保護等による患者の生活費の支給など，総合的な対策として，有効な手段を国や地方自治体の責任で行おうという画期的なものであった．

しかし，国民病ともいわれるほど社会全体に広まっていたこの病気に対して，国が施策の大綱を打ち出し，病院等の施設を拡充しても，それが有効に実施されるには，いくつかの必要条件が満たされなければならない．すなわち，①国，地方自治体などで予算確保を含めた実施体制ができる，②地域の現場で働く従事者（医師，保健師，技師など）がいて，質が確保される，③住民が積極的に参加する（検診，予防接種，地域活動など），そして，④当事者（患者）の叫びを含め，患者のニーズが政治的な土俵にあげられる等である．

これらは相互に関連しているが，戦後の日本でこれらがどのように展開されたか，本題の地域保健，プライマリヘルスケア（PHC）の発展にどう寄与してきたかという視点でみてみよう．

1）結核対策の発展と効果

1951年，結核により9万人が死亡（死亡順位は1位）し，60万人が年間に患者として登録され（罹患率は10万対約700で，現在のアフリカ諸国より高かった），国の医療費の27％が結核（主に治療費）につけられた．その後，結核死亡率，罹患率は急速に減少していき，その減少速度は毎年10％という驚異的なものであった．当時，まだ結核蔓延国であった日本がなぜそのような成果をあげることができたのか，世界的な注目を浴びている．それは対策の直接的な効果はもとより，国全体の経済の改善，健康保険，社会保障の拡充，生活水準や栄養状態の向上等が大きく影響していたと考えられる．またその背景には，敗戦後の国全体での改革の中でGHQの指導や支援があったことも大きい（Shobayashi）．その後，結核死亡数も新患者数も減っていくが，2015年でも2万人弱の新患者が発生しており，最大規模の感染症であり続けている．慢性感染症としての結核は，短期解決は困難で，対策はかなり長期（1世紀以上）継続される必要がある．また，低蔓延になっても，高齢者や外国出生者の結核が重要な課題としてあがっている．

一方，慢性感染症，社会病としての結核への取り組み自身は，保健システム強化や保健活動の向上に役立つ経験を積み上げてきたともいえる．結核対策の推進を通して，国は単に結核という疾患の対策を強化したのではなく，保健政策全体の構築を強化したといえる（Seita, 2004）[注1]．この時代における日本の結核対策と公衆衛生の発展に関して，最近の結核予防会がまとめた歴史的資料に詳しい（結核予防会，2016）．

注1）清田明宏．口で結核，頭でPHC．1950年代，途上国であった日本が，いかに国民病である結核の対策を拡充しながら，保健システムの拡充を同時に行っていったかに対する歴史的考察．

2）結核対策とプライマリヘルスケア

　日本における結核対策の歴史的な経過と PHC の発展との関連に関しては，これまでいくつかの研究がなされてきた（石川, 1991, 1992, 1993, 2005）．それらを要約すれば，次の諸点があげられよう．

① 国全体での結核問題の大きさのため，末端まで行政のみでは対応しきれないという判断から，比較的広く存在していた地域の医師（主に開業医や民間病院）に患者発見や治療に当たってもらい，治療費を保険や対策費から出し，統括・調整を公的保健所が行う Public Private Partnership（官民連携）の仕組みが促進された．

② 保健所を中心にした患者管理・モニタリングの体制をつくった．すなわち，患者を保健所に登録し，保健所（中心は保健師）が地域で，患者の把握，治療完遂の支援，生活支援を行う患者管理の仕組みで，これは感染症ばかりでなく，非感染症疾患（NCD）対策のモデルとなる．

③ 保健師による患者訪問面接の仕組みをつくり上げた（保健行政と住民との架け橋）．保健所と保健師を中心にすえた活動は，その後のさまざまな保健活動のモデルになった．

④ 結核予防婦人会（本章3．参照）など，地域住民の動員による組織づくりにより，知識の普及，地域での検診や予防接種時への協力体制ができ，住民参加（community participation）の基盤が醸成された．

⑤ 上記の活動を支える技術的基盤として，スタッフや住民幹部の研修に，結核予防会や結核研究所が大きな役割を果たしてきた．

⑥ 上記を支える経済的基盤としては，公的補助としての結核対策費により，所得の少ない国民健康保険被保険者の結核入院医療費の公費負担により，それまでの結核入院医療費の国民健康保険負担分が公費負担となり，皆保険制度が順調に歩み出すことができた要因となった．現在でも保険でカバーできない部分の公的費用（保健所での患者の登録や患者訪問，接触者健診など），保険に入っていない人への補助として結核対策費の役割がある．

2. 結核対策における保健師の役割

日本全国の各地域で，直接現場の対策に貢献してきたのは保健師（歴史的には保健婦）であった（図2-2）．結核予防会は，戦後いち早く研修組織（桐蔭学園：結核研究所保健師研修の前身組織）を創設し，全国の結核対策の中核を担う保健所の保健師の研修を始め，結核対策に必要な知識，技術（患者のケア），地域内での検診や潜在患者の発見，家族健診等の対策に必要な考え方などを教育した．医師や放射線技師の研修も行われたが，特に保健師たちへの研修効果は大きかったといえる．法律等の取り決めや対策技術の大綱を学習して，現場で対策の経験が積まれていき，日本全国に標準的対策が普及したといえる．

1）終戦直後の保健婦活動

国民生活が戦後の混乱からようやく脱し，やや安定していった1953年以降の保健婦活動については，結核訪問看護が重視され，結核患者の看護と家族に対する教育が活発に行われた．また，保健婦を中心に結核看護教室が全国各地で開催され，桐蔭学園の会報「桐蔭会報」では，結核学級が取り上げられており，1956年の会報では学級のスケジュール案が示された．1回目は結核とはどんな病気か（感染の問題），療養生活に対する心構え，家庭にお

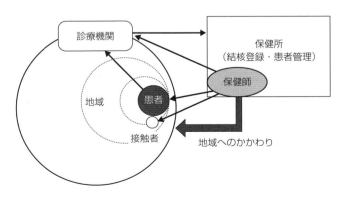

図2-2　結核対策における保健師の役割

ける予防技術(隔離,消毒,家族検診,患者としての公衆道徳),2回目は自然療法の話(大気,安静,栄養),化学療法とそれに対する態度,日課の問題,回復期の心構え,3回目は看護(全身清拭,洗髪,寝床のこと)等がその内容であった(内田,1988).

2）保健師の結核対策業務

地域の結核対策を担う保健所業務の中で,保健師は個々の患者の訪問面接による生活背景の把握,主治医との連絡による治療状況の把握,それらに関する記録(ビジブルカード),患者と主治医の間に立って,個々の患者が標準的治療を受けているかをチェックし,地域全体をみていくという,実質的に地域の結核対策の中心的活動を担ってきた.結核対策のこれらの活動と経験は,保健師の個々,そして,保健所業務の内容を充実させる貴重な基盤となった.

昭和20年代後半の保健所における主な保健婦活動としては,結核患者早期発見のための集団検診,在宅結核患者の訪問指導,寄生虫予防対策,戦後のベビーブームに対応した受胎調節指導等が盛んに行われた.昭和30年代から一般住民結核検診が開始され,治療中断者や治療放置者への受診勧奨・服薬継続指導を徹底し,適正医療が受けられるようにした保健婦の果たした役割が大きかった.それらの歩みのまとめからいくつかの証言を拾ってみる(厚生省健康政策局計画課,1993).

(1) 戦中,戦直後の地域での活動

結核予防模範地区での事業では,地区の組織づくりと結核に対する知識の普及,検診の実施,衛生教育(窓を開け布団を干す,台所や寝室に窓をつくる,家の周囲の大木を切り家の中に太陽の光を入れる),家庭訪問活動で「大気・安静・栄養」の指導などが行われた.これらに対して,喜ばれる家庭は皆無であったが何度かの訪問で理解が生まれ「保健婦さん」と声をかけられるようになった(福井県T保健師).

（2）住民との信頼関係を築く

　桐蔭学園で6カ月の研修を受け，地域で実践した．清拭や洗髪などの看護技術は言葉だけの指導でなく，清拭しながら全身の状態を観察し，次の訪問計画を立てるため，指示された医師への報告と次の指示を求めるため必要なことであり，患者も清拭してもらったことで，信頼して安静を守ってくれるから治療の役に立った（千葉県N保健婦）．

（3）治療的活動から予防的活動へ

　「僻地で農民とともに働き，恵まれない人々のために役立ちたい」と人々がもっとも求めていた診療行為から始め，結核対策を契機に住民とともに予防活動，環境問題，農業経営の問題にまで取り組み，保健所の支援と活動を通して得られた住民の協力によって，当初目標とした診療所が7年目に設立され無医地区が解消された（静岡県I保健婦）．

　町に結核健康診断推進協議会を結成し，町ぐるみでの結核対策を開始した．保健所長より「結核は忌み嫌われているから全住民にやらなくては意味がない．全住民にやるにはどうしたらよいか」と問われ，「全村落に出向くこと」を提案した．結核きちがいと言われながら，毎晩，各村落に保健所・役場の職員とともに出向いて，区長，婦人会，青年団等の協力を得て映画の上映や村落座談会，衛生教育等の結核の知識の普及と検診の事前啓発活動を徹底的に行った．また検診当日には，婦人会，青年団が受診に来ない人を連れに行き，村ぐるみで検診に取り組んだ（静岡県O保健婦）．

　前述の保健婦に共通する特徴は，地区に出向いて活動を重視し，地区の生活に精通して常に住民のニーズを把握していた．活動は住民の要望が高い問題から取り組み，当時深刻な結核対策の取り組みは，治療的活動から予防的活動への発想の転換が契機となった．地域では，生活改善や農村開発等に取り組んでいる婦人会，青年団等の組織やそのリーダーと密接な関係を持ち，常に住民を活動に取り込む努力をしていた．また，結核対策では専門性が要求されたため身近に相談できる指導者，協力者を持ち，常に住民と行政を結

びつける役割を果たしながら，両者よりサポートを得て活動を展開していった（森口，1993, 1999）．

3）途上国へ活用できること

日本の結核対策における保健師の活動に関して，地域保健活動における意義，途上国への活用という視点で，かつて分析が行われたが，沖縄県，長野県で結核対策にかかわった保健師への面談調査の結果を紹介する（石川，2005）．

(1) 沖縄県
① 1人の患者の追跡・追求，発病から治療，リハビリまでみることは地域全体の保健に重要であり，感染源や接触者把握にもつながる．
② 個別の患者の記録をしっかりすることは対象把握になり，地域把握になる．
③ 患者の地域内分布の地図づくりは地域性を見るのに役立つ．
④ 患者や医師との良いコミュニケーションが治療をスムースに導く．家庭訪問により患者から良く話しを聞くこと，偏見や悩みを理解すること，それから医師に連絡すると連携がしやすい．困難事例の対応にはコミュニケーションが欠かせない．
⑤ 患者の家庭環境や生活背景を理解する必要がある．
⑥ 地域全体の統計分析やサーベイランスにより事業の評価ができる．
⑦ 系統だった研修を受けることは重要である．
⑧ 結核の集団健診が他の健診事業の基礎になった．
⑨ 結核に重要な対象者の把握，集団的アプローチ，市町村との連携は他の疾患対策に役立つ．
⑩ 療友会などの患者会組織づくりが他の健康事業（障害児や断酒会など）のノウハウにも適応できる．

(2) 長野県
① 1人の患者に対し，背景から病気の要因，感染などを把握し，主治医と連

携すること，しっかり記録することが活動の基礎で，その結果が見やすいことは励みになる．
②1人の患者でも地域全体でとらえる必要があり，予防，接触者健診など，家庭から学校，企業への広がりをみる必要がある．
③結核患者の治療や接触者健診のため，（嫌がられても）しっかり家庭や地域に入り込む経験は，成人病，精神，難病にも応用できる．
④複数の保健師や人がかかわるので，訪問記録や症例に関する正確な記録や検討（ケーススタディ）が必要であり，この経験は他に生かせる．これらは急性伝染病はすぐに終わるので必ずしも必要ないが，慢性疾患では重要である．

これらからも日本の結核保健活動の多くは，地域保健，PHCの進展に役立ち，海外でも通用することが示されている．問題はその国々にどうやって保健婦を育てていくかということではないか．このように，保健婦活動を充実させてきた結核研究所での基礎教育，再教育の歴史50年の意義も大きい．

3．結核予防婦人会の創設と展開―住民参加―

有効な国家的な対策も，全国規模で普及するためには，地域組織の協力や参加が必須である．結核対策も各自治体の責任で，患者の早期発見や予防接種を実施したが，地区住民の広い参加（高い検診受診率等）は容易ではなかった．そこで，住民検診を各小地区で実施し，検診車を配置して胸部X線検査や小児へのBCG接種を行った．そのときには各地区の組織，保健推進員等の協力を得て，行政主導の住民参加（community involvement）が行われた．このことは結核以外の健康診断へと拡大していく端緒にもなり，地域全体の健康推進の基盤ともなってきた．これ以外に，地域の婦人会による自主的な活動も始められたことは注目に値する．

1）結核予防婦人会の発足と展開

1950年，長野県御代田村の小学校で結核集団感染事件が起こり，小学校2

年生の1クラス51人中34人が発病，うち2人が死亡した．これを契機に，長野県内で結核予防を主婦の手で推進しようと地域の中から動きが生まれ，1957年には長野県結核予防婦人会が発足した．その後，この運動は全国的な結核予防活動へ発展し，1975年に全国的な組織として全国結核予防婦人団体連絡協議会（時に全国結核予防婦人会と略称）の結成に至る（全国結核予防婦人団体連絡協議会）．その背景には，戦後の女性の社会的解放の動き，家族の賛同のもと女性が夜自由に家を空けられるようになり，地域の婦人会活動が活発化したこと，夫（秩父宮殿下）を結核で亡くされた結核予防会総裁の秩父宮勢津子妃が積極的に推進されたことなども加わって，全国的な展開が可能になった．実際には，地域の既存の婦人会（地婦連）やその他の組織（母子愛育会の愛育班等）等とも連携して推進拡大していくことになった．会員数は最盛期には400万人，現在も100万人を超える．

2）活動内容とその変遷

活動の内容は，地域の検診実施時に住民への受診勧奨（健康づくり啓発），複十字シール募金（街頭募金や地域住民からの募金も含めた資金獲得），講習会への参加・学習（年1回の中央講習会（写真2-1,2），全国7地区での地区別講習会），結核予防週間（毎年9月24〜30日）の共催，教育広報誌『健康の輪』の発行，県知事や自治体責任者を訪問して行政的な関心を高めるアドボカシー，最近は途上国スタディツアー（国際協力）など多様で，根幹は健康な社会づくりのためのボランティア活動の推進である．結核患者の減少，社会構造の変化に伴い，最近は参加者も高齢化しているが，内容は結核予防を中心にしつつも生活習慣病予防や健康な老いの推進に拡大し，住民参加のモデルをつくってきたといえる．

松田（1995）は結核予防婦人会の分析で，「日本の健康分野の成果は，世界では経済発展のためだと思われているが，日本には数多くの地域活動，住民参加，PHCの活動があり，米国でも同様で，住民参加の役割が大きい」とし，日本の結核予防婦人会と米国公衆衛生協会のAIDS地域活動の比較分析を行った．主な論点として，共通点は「活動は地域活動に根ざし，多様的で，

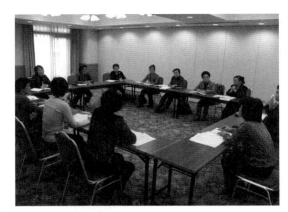

写真 2-1　結核婦人会の中央講習会にて班別会議の様子（結核予防会提供）

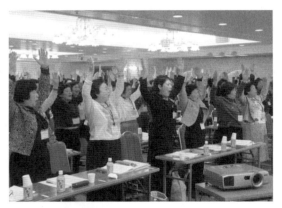

写真 2-2　結核婦人会の中央講習会にてワッハッハッ体操の様子（結核予防会提供）

他の組織と連携している」「1つの疾患でなく広い健康問題に取り組んでいる」，相違点は「当事者の参加は米国に多い（これはAIDS分野の特色かも知れない）」，などをあげている．

　結核のような社会病では，国民に広い関心と正しい知識を広める必要があり，住民参加の役割は重要であり，問題が一見減少してきたときにこそ，社会的，政治的関心をあげるアドボカシー強化が必要である．日本の地域の婦人会や婦人組織が結核予防活動を通して，社会参加の経験を積み，力をつけてきたこと，健康づくりの推進を担っていく基盤をつくってきたといえる．

4．患者同盟と朝日訴訟－当事者参加－

　当事者の積極的な参加は，当事者でなければ気づかない，さまざまなケアの質の向上を技術的にもたらし，保健・福祉政策の改善・向上，ひいては人間の安全保障，民主的社会の創出につながると考えられる．しかし，HIV/AIDS 分野に比べ結核分野ではその視点は弱かった．日本の結核対策発展史の中では，患者たちが果たしてきた役割は十分明記されておらず，学会等でも患者の声を聞くという取り組みは弱かったといえる．ただし，歴史的には当事者である患者の叫びがさまざまな形で立法や行政に反映されてきたことは明らかである．

　明治以降，多くの文学者や芸術家が若くして結核を病み，命を失ってきたことは知られている．正岡子規，樋口一葉，滝廉太郎，石川啄木，八木重吉，竹久夢二など，20 歳代，30 歳代で早逝したが，彼らは作品を通して，その背後にいた名もない多くの若者たちの苦悩を代表して，社会に訴え，間接的に行政にも影響を及ぼしたと推測される．

　患者組織としては回復者組織は存在したが，対策への直接的な働きは弱かったといえる．わが国の患者組織として規模の大きいものとしては，「患者同盟」があり，1946 年に東京都に，1948 年に全国的な組織（日本患者同盟）ができあがった（日本患者同盟 40 年史編集委員会，1991；東京都患者同盟中央執行委員会，2006）．これは戦後の日本の民主化の流れの中で可能になったことであった．民衆側，弱者側に立つ社会主義的政党のバックアップもあり，それまでの個別の苦悩を政治的土俵に乗せ，人権や人間の尊厳を守る社会保障を求める運動・闘いとして展開した．有効な医学的手段を用いた対策としての大綱ができても，貧しい多くの患者にとっては，長期の入院や治療は多くの経済的，生活上の困難を伴うものであったために，政治的な運動が必要であった．

　また，個別の問題からスタートしたものとして「朝日訴訟」は特筆に値する（東京都患者同盟中央執行委員会，2006；朝日訴訟の会）．重症の結核で国立岡山療養所に長期入院中であった朝日茂氏（写真 2−3）は 20 歳代で発

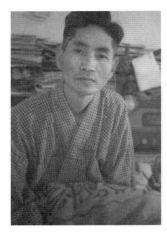

写真 2-3　病床の朝日茂氏（朝日健二氏提供）

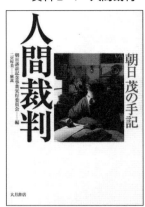

資料 2-1　人間裁判

（朝日訴訟記念事業実行委員会，2004）

病し，50歳でこの世を去った．当時の生活保護法の保護基準である月額600円の日用品費があまりにも低く，入院療養のために，家財道具，家族の財産も含めてすべて売却せざるを得ない状況であった．さまざまな形で行政に改善の申し入れを行ったが，顧みられなかったため，1957年，喀血を繰り返す中で，厚生大臣を相手取って日本国憲法第25条「健康で文化的な最低限度の生活を営む権利」生存権と生活保護法の内容について裁判に訴えたのであった．これは，「人間にとって生きる権利とは何か」を真正面から問いかける意味で「人間裁判」と呼ばれ，国民的な訴訟支援運動が巻き起こり，また東京地裁も当時の生活保護基準を違憲とする，裁判史上画期的な判決を下した（資料2-1，朝日訴訟記念事業実行委員会，2004）．日本患者同盟はこの裁判を全面的に支援した．7年間争った行政訴訟は，最後には朝日氏の死亡をもって終結するが，この裁判を通して，最低の社会保障に関する認識が高まり，その裁判に用いられた調査資料は人が最低限の生活をする費用に関する資料を提供し，その後の生活保護基準を見直す貴重な歴史のひとこまとなった．

　それまでの結核医療は，社会防衛や最低限の医療の提供という視点が強かったが，この裁判を通して，人間の命，人間らしさ，人間として再生とい

う視点に注目が払われ，命に対して社会がどう向き合うかという課題への議論がなされ，結核医療史における社会福祉の意義が確立するきっかけをつくったともいえる．

　本訴訟は，戦後の新憲法の規定や民主化の動きの中で，当事者の叫びが社会全体の課題として扱われたもので，基本的人権の尊重の問題点として小中学校，高校の社会科教科書にも取り上げられてきた．当事者による苦闘（個々の患者・患者同盟等）が，世界に誇るべき日本の総合的保健医療大綱の進展，すなわちユニバーサル・ヘルス・カバレッジ（UHC）の確立に後押しした役割があったといえる．さらに，当事者側にとってもエンパワメントの機会にもなったといえる．当事者の参加によるエンパワメントとは，①自らの健康と生活を管理できる，②他の患者を支援する（ピアサポート），③対策の推進に協力する，とされる（Macq et al., 2007）が，これらを実証してきたといえる．

　結核が国民病として猛威を振るった戦後の日本では，新しい対策づくりのために，国，専門家，現場の保健所，保健師，地域，住民，マスメディア，そして患者（当事者）がそれぞれの立場で，国をあげた活発な取り組みを行ってきた．その背景には，戦後のGHQの支援，民主化，経済発展等があり，それらにより1950～1980年にかけて世界的にはまれな結核の減少率を生み，著しい成果があげられてきたといえる（図2－3）．いま日本も含めて世界が「結核終息戦略（End TB Strategy）」のかけ声のもとで，結核の制圧（根絶）に向けた取り組みが行われているが，戦後の混乱期から経済発展や医療保健の向上による成果のみならず，まだ途上国であった日本における取り組みは，日本におけるPHCの発展に大きく寄与し，その経験の多くは国際的にも活用できると考えられる．さらに皆保険制の確立も含めた拡大された概念のUHCの発展に関しては研究がなされている（石川，H28－地球規模－一般－001：大角に引き継ぐ）．さらに，そこにかかわった組織，医療保健従事者，患者，国民の熱意と汗，犠牲と試行の積み重ねの中で，より科学的で民主的な社会づくりへの歩みがなされ，組織的にもかかわる人間的にも大きなエン

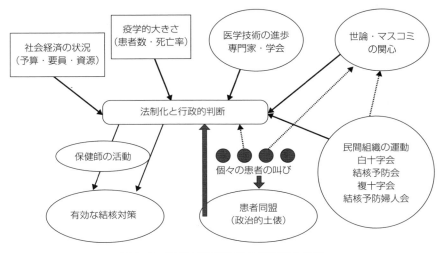

図 2-3　結核対策を決める諸要素と主体

パワメントがなされてきたともいえる．そこから得られる教訓は，世界的な成果としてさらなる研究に値しよう．

　本章は，拙稿（石川，2016）をもとに資料を追加し，改稿した．結核対策の歴史的分析では，結核研究所の臨床・疫学部の大角晃弘氏，保健師の活動では同対策支援部の永田容子氏，結核予防婦人会では全国結核予防婦人団体連絡協議会の山下武子氏，朝日訴訟では首都大学社会福祉学教室岡部卓氏および朝日健二氏（朝日茂氏養子，故人）より，それぞれ貴重な助言をいただいたことを記し，謝意を表する．

文　献

朝日訴訟記念事業実行委員会：人間裁判-朝日茂の手記-．大月書店，2004．
朝日訴訟の会：HP．http://asahisosho.or.jp/（2017 年 7 月 21 日現在）
石川信克（分担研究者）：結核の経験を途上国に活用するための方策に関する研究．pp. 50-55（主任研究者　中村安秀：戦後日本の健康水準の改善経験を途上国保健医療システム強化に活用する方策に関する研究　2002-04 年度総合研究報告書．厚生労働科学研究研究費補助金社会保障国際協力推進研究事業，2005．）
石川信克（研究代表者）：ユニバーサルヘルスカバレッジ（UHC）達成に寄与する要因の解明と我が国による効果的な支援施策に関する研究．厚生労働科学研究費補助金　地球規模保健課題解決推進のための行政施策に関する研究事業，

H28-地球規模-一般-001.（2017年より研究代表者は大角晃弘に引き継がれた）
石川信克：結核対策とエンパワメント．保健の科学，58（12）：802-807, 2016.
結核に関するPHCの研究班（主任研究者　石川信克）：国際医療協力研究委託事業結核に関するプライマリー・ヘルス・ケアの研究研究報告書（第1報）．1991.
結核に関するPHCの研究班（主任研究者　石川信克）：国際医療協力研究委託事業結核に関するプライマリー・ヘルス・ケアの研究研究報告書（第2報）．1992.
結核に関するPHCの研究班（主任研究者　石川信克）：国際医療協力研究委託事業結核に関するプライマリー・ヘルス・ケアの研究研究報告書（第3報）．1993.
結核予防会：証言で綴る結核対策-公衆衛生の歴史-．結核予防会，2016.
厚生省健康政策局計画課：ふみしめて五十年-保健婦活動の歴史-．日本公衆衛生協会，1993.
Macq J et al.: Patient empowerment in tuberculosis control: reflecting on past documented experiences. Trop Med Int Health, 12（7）：873-885, 2007.
松田正己ほか：結核予防婦人会の研究　日本の結核対策における組織的な住民参加．（分担研究）「市町村における住民参加型保健活動の評価と国際的一般化」としての報告書（平成6年度厚生省国際医療協力研究委託事業，開発途上国における公衆衛生活動とPHCの推進に関する研究班（研究代表者　丸井英二））, 1995.
森口育子ほか：戦後の公衆衛生で保健婦の果たした役割とプライマリー・ヘルス・ケア-国際協力への展望をふまえて-．公衆衛生研究，42（2）：229-239, 1993.
森口育子：時代の影響を受けるなかで．p.188（島内　節ほか編：地域看護学総論．医学書院，1999a.）．
森口育子：わが国の地域看護の基盤となった昭和20年代，30年代の保健婦活動．p.214（島内　節ほか編：地域看護学総論．医学書院，1999b.）．
日本患者同盟40年史編集委員会：日本患者同盟40年の軌跡．法律文化社，1991.
Seita A：" Think PHC, Do TB"Integration-based scale up of TB control in Japan. Takemi Research Fellow 2003/4, 2004．https://cdn1.sph.harvard.edu/wp-content/uploads/sites/114/2012/10/rp217.pdf（2017年10月5日現在）
Shobayashi T: The rise in health status in postwar Japan lesson for health policy. MSc Report 1996/1997, London School of Hygien & Tropical Medicine.
東京都患者同盟中央執行委員会：日患同盟誕生の実録．東京都患者同盟，2006.
内田靖子ほか：結核看護-保健婦のためのテキスト-Ⅲ業務編．結核予防会，1988.
全国結核予防婦人団体連絡協議会：婦人会の歩み．http://www.jatahq.org/fujinkai/ayumi/index.html（2017年7月21日）

【石川　信克】

第3章
生活改良普及員による健康改善

　戦後日本の地域保健を考えるとき，まず頭に浮かぶアクターは「保健婦」であろう．保健婦は，連合軍総司令部（GHQ）の保健医療政策，厚生省（当時）の策定する国家政策の最先端に位置づけられていたことは事実である．しかしながら，「過去と対話する」際に，保健従事者の「タテ割り」目線にとらわれてはならない．昭和20～30年代当時の農村部に生きていた人々の視点から見た場合，日々の健康改善のために行政が差し伸べた手は，決して厚生省からだけではなかったのである．むしろ，農家の人々にとっては，「保健所」よりも「（農業改良）普及所」の方が，はるかに身近で親しみやすい存在であった場合も少なくないのである．

　本章では，戦後の農村地域で，公務員として農村生活の「近代化」，女性の地位向上などをめざして活動した農林省（当時）傘下の生活改良普及員（略称「生改さん」）の活動を，保健衛生分野への貢献に焦点を当てて振り返ってみたい．

1. 戦後日本の農村

　1945年8月の終戦直後の東京の航空写真をみると，度重なる米軍機による空襲で焼け野原となっている姿が印象的である（写真3-1）．原爆直後の広島や長崎と見まごうばかりに何もない風景である．日本の戦後はこの状態から始まった．

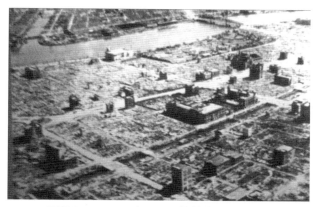

写真 3-1　1945 年 8 月の終戦直後焼け野原
((公財)アジア人口・開発協会：日本の農業，農業開発と人口－その軌跡－．1984)

　ポツダム宣言を受け入れ降伏し，連合国軍（実質的には米軍）の占領を迎えた当時，日本政府が直面していた最大の課題は「人々をいかに飢え死にさせないか」，すなわち食料安全保障であった．農村部には空襲はなかったとはいえ，農業は壊滅的な打撃を受けていた．なぜなら，戦争末期には壮年期の多くの男性労働力が戦争に動員されていたため農業に従事することができず，農機具や農薬・肥料などの投入財も戦争物資優先の中でほとんど入手できなくなっていたからである．ちなみに，終戦当時の日本の農業戸数は約 600 万戸，農業従事人口（農村人口ではない）は 1,200 万人であったとされる．なお，1945 年 10 月 1 日時点での日本の人口は約 7,200 万人であった．

　加えて，終戦直後の 1945 年，46 年，47 年は全国的な天候不順で米の作況は悪化していた．1945 年の水稲の作況指数は平年を 100 として 67 と最低を記録し，水稲と陸稲を合わせた生産量も 587 万トンまで低下した（岸，1996）．すでに戦時中から日本国内の食料需要量の 20％を輸入（ならびに植民地からの移入）に依存しており，年間 300 万トンの食糧を輸入していた（岩本，1998）が，敗戦によって植民地を失い，また占領下での貿易制限などで食料調達の目処が立たない状況になっていた．そればかりではなく，海外の旧植民地から兵士（復員兵・約 310 万人）や移住民（引き揚げ者・約 314 万人）が大量に流入した．その数およそ 630 万人（類別不明者約 10 万人含む）

で，当時の日本の全人口の1割近い人口増であった（大原社会問題研究所，1953）．

それでも，何らかの作物をつくることができる農村部はまだ良い方であったが，都市部での食料不足は深刻であり（岸，1996），戦災孤児のみならず一般の家庭でも食料不足による栄養失調，さらには餓死の危険性が切実であった．

「復員・引き揚げ」のインパクトは食料不足だけではない．これら帰還民が持ち込む外来・熱帯性の伝染病をどのように阻止するか，さらには進駐軍兵士の需要を満たすべく発生した性産業を媒介とした性病の蔓延をいかに抑制するか，ということも公衆衛生的な課題であった．

このように，食糧問題や公衆衛生上の課題に対して，GHQと日本国政府は緊急に対処しなければならなかった．短期的には，食料援助（ガリオア資金[注1]）や防疫（DDT[注2]の噴霧など）・治療といった医療的な対策を講じたが，より長期的な対策，すなわち食糧安全保障に関しては食料生産の増加・安定化，健康・伝染病対策に関しては国民の栄養・健康状態の改善が必要であった．そして，そうした対策の主たるターゲットは当時の人口の6～7割が居住する農村部だが，農村開発は農林省の管轄であり，厚生省とはまったく異なる命令系統に属していた．

他方，占領者であるGHQの側でも，農村開発は主として「民間情報教育局（Civil Information and Education Section：CIE）」の担当であり，公衆衛生を担当した「公衆衛生福祉局（Public Health and Welfare Section：PHW）」とはまったく別個の命令系統にあった．

2．農村民主化と農業改良普及制度

　GHQのCIEの活動は，「農村民主化」に力点が置かれていた．それは，日

注1）ガリオア資金：占領地域救済政府資金のこと．戦後，疾病や飢餓による社会不安を防止するため，アメリカ政府が軍事予算から支出した援助資金．
注2）DDT（dichloro-diphenyl-trichloroethane）：有機塩素系の殺虫剤，農薬．

本がアメリカとの戦争（太平洋戦争）に突入したのは，農村の貧困ばかりではなく，軍国主義に引きずられやすい非民主的，すなわち封建的な農村のあり方に原因があったと，アメリカは理解したからである．二度と日本がアメリカと戦争を繰り返さないためには日本の民主化が必須であり，とりわけ当時の人口の6〜7割を占めていた農村の民主化が最大の課題と考えられていた．

　GHQ は占領開始直後から矢継ぎ早に農村改革に着手するが，前述のような背景からその主眼は食糧増産・栄養改善もさることながら，「民主的な社会づくり」に置かれるのである．

　農村改革の第1弾は 1946 年の（第一次）農地改革，第2弾は翌 1947 年の農協設立，そして第3弾が 1948 年の農業改良助長法であった．一連の改革は，まず農地改革で封建的な制度に縛られた小作人を「自律的な自作農」とし，自作農としての農業経営経験のない彼らの相互扶助のための「農業協同組合」を組織することによって彼らの立場を強化し，さらに個別の農業技術，農業経営技術を支援するために「農業普及制度」を確立するという流れになっていた．

　農業改良助長法にもとづき普及事業が始まるが，この制度は当初アメリカ本土で行われている制度のコピーであった．アメリカでは，ヨーロッパからの移民の入植支援のために，1862 年に各州に州立大学（Land Grant University）を設置し，1887 年には農業試験場を併設（Hatch Act），1914 年には連邦農務省（USDA）と州立大学が協働する協働普及事業（Cooperative Extension）が開始された（Smith-Lever Act）．

　当初，GHQ はこの制度をそのままコピーしようとして，各地の国立大学農学部所在地に農業試験場や農業改良普及所を設置しようとしたが，行政制度や社会状況の違い，農林省の抵抗もあって大学の巻き込みはとん挫し，補助金を交付するという意味での「（国と県との）協同普及事業」となった．普及所は県内各地に設置され，農村部においてはおおむね保健所と同程度の担当地域を持っていた．普及所には，農業改良普及員（農改さん＝ほとんどが男性）と，生活改善を指導する生活改良普及員（生改さん＝ほとんどが女性）

の2種類の普及員が採用され，農改は主に男性農業従事者に対して農業技術・農業経営を教え，生改は主に主婦（特に若嫁）を対象に，農家生活全般の改善を指導したが，この中には栄養・健康にかかわる課題も多く含まれていた．また，農村青年の民主化教育の手段として実践された4Hクラブ（日本語では「農業青年クラブ」と訳されていた）も普及所の管轄となり，農改・生改が共同で男女混合の4Hクラブの指導を担当することになったが，これも本家アメリカに倣った制度である．

ちなみに4Hとは，Hand, Head, HeartそれにHealthの頭文字であり，農業の改良や生活の改善に役立つ腕（ハンド）を磨き，科学的に物事を考える頭（ヘッド）の訓練をし，誠実で友情に富む心（ハート）を培い，楽しく暮らし，元気で働くための健康（ヘルス）を推進するという目的を表している．ここで注目すべきは，健康が4Hの1つの柱として組み込まれており，これを農林省事業の中に取り込んでいることである．

3．農家女性労働の軽減－かまど改善－

戦前，日本にも農業試験場はあったし，地元の名士的な「篤農家」[注3)]とともに新たな品種を試行するような活動は行われていたが，一般の零細農民を対象として大衆教育的に農業技術を普及する制度は存在しなかった．しかし，農地改革によってはじめて自作農になった元小作農たちには，知識・技術面で教育すべき点が多くあると考えられ，また農業増産の必要性は国民の間に共有されていたので，農業改良普及員の役割は理解しやすく，農民たちにも歓迎された．

他方，これまでの軍国主義的な国家政策の中で正面から相手にされることの少なかった農村女性を普及の対象とし，しかも「生活改善」という漠然とした目標を掲げていたことから，生活改良普及員はいったい何をする人々なのかという点についての人々の理解は得られにくかった．この点，保健婦が

注3）篤農家：研究心に富んだ農業家．

同じように農村を活動対象にして動き回っていた場合,「病気の予防・治療」というわかりやすいミッションを掲げていたために,その必要性が理解されやすかったことと対照的である.

とはいえ,生改と保健婦の活動スタイルは極めて近しいものがある.すなわち,公務員として普及所に赴任した生改は,自らの担当地域を与えられると,まず農村の現場に自ら足を運び(緑は農業のイメージカラーだからだろうか,制度開始当初は緑色の自転車をあてがわれていたという),農村の女性たちと田んぼのあぜ道で,あるいは農家の縁側で直接話を聞きながら,彼女たちが抱えている問題を把握するという活動から開始したのである.これは,保健婦がまず担当地域に「現状把握」のために実際に足を運ぶように教育されるのと同一であった.そしてまた,生改は「教えるのではなく,女性たちが自ら気づくこと」をファシリテートするように教育されたという.これはCIEの目標である「農村民主化」の方針に沿って「考える農民を育てる」という普及制度の理念とも合致していた.

とはいえ,それまでの封建的な農村社会において三従の教え(幼くは親に従い,嫁しては夫に従い,老いては子に従え)を美徳として育てられた農村女性は,自ら考え,意見を表明することなど容易にできるものではなかった.この意味で,生改は女性の地位向上という「社会教育」の機能も担っていたといえる.

さて,昭和20～30年代の農村女性の「労働」環境は厳しかった.農業労働と家事労働の両方を担うのが農家の嫁である.これは貧困とも隣り合わせだが,農作業はまだ機械化されていなかったので,朝早くから日の暮れるまで農作業がある.加えて,家電もまだまだ普及しておらず,炊事・洗濯・水汲み(水道はほとんど普及していなかった)は基本的に女性の仕事であり,また育児(戦後のベビーブームは農村での子だくさん状況を加速させていた),さらには家畜の世話(飼料となる草の収集を含む)も加わることがある.この過重労働と栄養不足が相まって,女性の健康問題を悪化させていた.

こうした状況の中,特に生改が注目したのは「台所」であった.女性が一日のうちの大半の時間を過ごす台所は,家の中でも客の目に触れない部分で

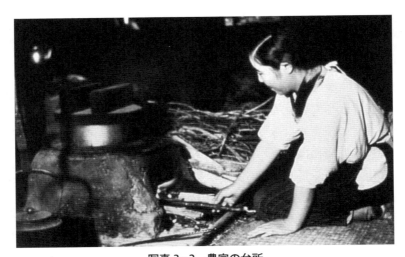

写真 3-2　農家の台所
((公財)アジア人口・開発協会：日本の農業，農業開発と人口－その軌跡－．1984)

あるために，設備や環境が悪いことが多かった．一般に，農家の台所は窓が少ないために薄暗く，伝統的な調理用かまど(おくどさん)は地面に直接置かれているだけで煙突もない．

　こうした環境のために，かまどに火を起こす際にはかがみこむ姿勢を取らざるを得ず(妊婦には負担である)，煙突がなく煙が台所に充満するため，目の病気(トラコーマ)や気管支系の疾病が蔓延していた(写真 3-2)．また，伝統的なかまどは熱効率が悪いため，調理に多くの薪が必要となるが，薪や柴を集めるのも女性の仕事であることが多かった．

　このようなことから，女性の労働時間を減らせないまでも，女性の体への負担を軽減するためには，台所の労働環境を改善する必要があることがわかってきた．しかしながら，農家の女性たちは，自分の母親も祖母も同じようにしてきたためこうした環境以外を知らず，これが「問題」だとは認識していなかった．

　そこで，生改は農家の女性たちに，現在の状況で女性たちの身体・健康にどのような不都合があるのかを気づかせ，こうした問題を「改良」できる可能性があることを認識してもらうことに力を注いだ．こうした活動の中で，

もっとも広く普及したのが「改良かまど」であった．改良かまど導入の目的は，「女性の労働の軽減」であるが，農家に余裕資金などない中でなるべく手近にある素材を活用して製作コストを下げ，少ない薪で調理ができる（密閉性を高めて熱効率を上げる）などの「経済性」をまず強調した．実際には経済性のみならず改良かまど設置に合わせて煙突をつけることで目や気管支の病気が減り，立った姿勢のままで調理できる高さにすることで腰への負担を軽減するなど，多くの点で女性の労働負担を軽減することに成功した．

「かまど改善」で農村部における生改の認知度は向上したが，単なるかまど改善では，「隣の家がするならうちも」という，農村の横並び的な流行に終わってしまう恐れがあった．そこで生改は「生活改善グループ」という集団アプローチを採用し，村落内の若嫁たちを組織化し仲間同士で励ましあうことで継続的な活動を可能とし，またグループの中から地域のリーダーを育成することもめざした．

4．栄養改善と料理教室

台所の労働環境は確かに健康問題であるが，こうした分野に保健婦が介入することは難しい．なぜなら，トラコーマや気管支炎は「疾病」であるが，台所作業や水汲み，巻き集めによる「腰痛」は通常「病気」とはみなされず，保健所とのつながりがみえにくいからである．

同様のことは栄養にも当てはまる．生改は各地の農村地域で共通に「ばっかり食」（自家栽培している野菜などの収穫期には同一の素材のみを食べているため，栄養の偏りが発生する）の問題があることを発見する．また，農村部では日々の食材は単調で，安価に調達できるような栄養価の低い素材のみを利用するため，動物性たんぱく，油などのエネルギー源が不足していることにも気づいていく．

こうした問題に対して，単に「栄養価の高いものを食べるべき」という指導をしても，女性たちの側に資金や意欲がなければ，食事の改善には結びつかない．このためには，女性たちの意識を高め，動物性たんぱく，エネルギー

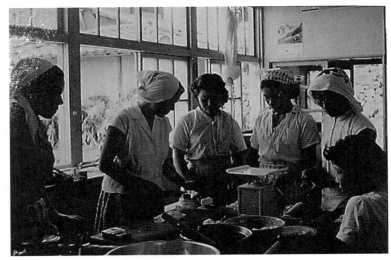

写真 3-3　料理教室の様子（山口県元生活改良普及員　本間明子氏提供）

の高い食事，野菜摂取の必要性を知らなければならない．しかし，当時はまだテレビもなく，料理番組も存在していなかったため，女性たちは栄養価の高い料理についての情報や知識を得ることができなかった．そこで，生改自らが「料理教室」を開いて，こうした実践的な知識を提供する必要があった（写真3-3）．「タテ割り行政」的には，厚生省の領分をおかしていることになるかもしれないが，保健所で行われる栄養士による料理教室とは補完的な関係にあったともいえる．なぜならば，通常農村女性が（多くの場合町に存在する）保健所まで出かけることは困難であったからである．このため，農村で生改が行う料理教室へのニーズは非常に高かった．

　また，町に駐在している栄養士がつくる料理に比べて，生改は担当地域を回って主婦から地元の料理についての情報を得ることができるため，生改の指導する料理には地元の素材，調理方法を活用することが多く，農家の女性にとってはより習得が容易で，実践性が高かったといわれる．

　生改が指導した食生活改善には，伝統的な食材の「近代化」も含まれる．例えば，「みそ」は従来「三年みそ」など長期間をかけて熟成させなければな

らなかった(それゆえに家庭ごとに味が違い「手前みそ」という言葉が生まれた)が,数日で家庭でもできる麹を用いた栄養強化みそづくりも指導し,短期間で(=女性の労働を軽減できる),栄養価の高いみそをつくることも可能にした.

　また,大量に収穫した野菜などをその季節だけ集中的に消費する「ばっかり食」から加工食品にすること,さらにはこれを瓶詰にして長期保存を可能とし冬の間の栄養補給に用いたり,調理に時間を割くことが困難な農繁期のおかずなどとして利用することも指導した.こうしたみそづくりや食品加工は,生改が指導した「生活改善実践グループ」の活動として行われ,食にかかわるものであること,またそれを販売することで収入減にもなることから,生改の指導が終了した後も自主的に継続されているものも少なくない.半世紀を経た今日でも日本各地の「道の駅」で販売されているみそや漬物,瓶詰などのラベルに「○○生活改善実行グループ」などと書かれているものが見受けられるのも,こうした一例である.これはかつて若嫁として「生改グループ」活動に打ち込んだ女性たちが高齢になった現在まで,その活動を継承していることを意味しているのである.

5. 環境衛生－簡易水道,立ち流し,便所の普及－

　女性の労働軽減のために改善すべきことは多かった.1950年の全国の水道普及率は26.2％,農村部の水道普及率は10％以下であったことに示されるように,当時の農村ではほとんど水道設備は整っておらず,1日に2回あるいはそれ以上の頻度の水汲み労働は,農家女性の大きな負担になっていた(図3-1).しかしながら,大規模な公共事業による水道敷設はまだまだ政府にその予算がなかったため,生改は村の水場から竹の樋で農家まで水を流す簡易水道や,庭に水タンクを設置して台所の蛇口までをつなぐなど,少しでも水汲み労働の軽減を図ろうとした.簡易水道は女性の水汲み労働を大幅に軽減する一方で,水道の敷設作業に男性を含む村全体の協力が必要であり,この分野では町村役場,保健所などとの協力も必要であったが,生改・農改

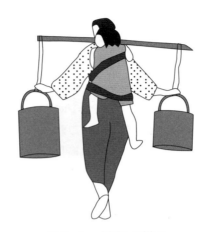

図3-1　水汲みの様子

は自らが公務員であることも活用して，異なるセクター間の調整などに寄与した例も少なくない．川を水源にする地域でコレラなどが発生した後などに，地域住民の意識が高まり，各自が一定程度の資金を出し合って簡易水道を建設する機運が生まれたようである．

　蛇口をひねると水が出ることの便利さは，農村女性にとっては大きな喜びであったことは想像に難くない．しかし，水道ができると水の使用量が増え，下水の問題も本格化する．このため，生活改善活動では「かまど」の次に「流し」の改善に移行した例が多い．従来は川などに行って食器を洗ったり米を研いだりしていたものが，水道ができると台所内でこうした作業をするようになる．こうした作業を台所の土間にしゃがんだ態勢で行うことは衛生的でない上に，やはり妊婦などに負担となることから，立った姿勢で洗い物ができる「立ち流し」をつくることが推奨された．これは，改良かまどで調理が立った姿勢でできるようになったことと呼応している．しかし単に新たな台所調度を導入しただけではない．立ち流しを設置する際には，農家の主婦の背の高さに合わせて適切な高さに設計するなど「科学的思考」の普及にも努めた．

　また，農村部では寄生虫の蔓延も課題であった．日本の畑作農業では，人糞を肥やしに使うことが一般的であったため，野菜などに寄生虫が付着し，

これを食べた結果，寄生虫が蔓延し，子どもの栄養吸収力が低下して栄養失調となることも多かった．学校の健康診断で「虫下し」を飲ませて寄生虫を駆除する運動が行われたのもこの頃である．これは，保健所，学校の対処策である．

では，生改はどのようにこの問題に対処しようとしたのだろうか．生改を指揮する農林省生活改善課では，寄生虫・伝染病の問題を解決するためには「便所の改善」が必要と考え，汚物槽を三槽式にして嫌気性発酵を促す「改良便所」を開発，住宅改良の一環としてこの導入を推進した．とはいえ，こうした設備の導入にはかなりの資金が必要となる．このため1960年代以降になると農林省からの補助金が出るようになるが，それでも住民自身の出費も伴うため，生改はその必要性やメリットを生活改善グループのメンバーに根気強く伝えなければならなかった．この点，現代の途上国の農村開発では，援助組織（ドナー）の援助によって改良かまどや便所が無償で設置されることが多いのとは対照的である．しかし，自己負担があるために，住民自身の必要性の自覚と，維持管理のためのモチベーションがもたらされる点は特筆されてよいと思われる．

6．農繁期の健康対策－共同炊事，共同保育－

日本の農家とりわけ稲作地域では，田植え・稲刈りの農繁期には農業労働が過重となりがちである（写真3-4）．なぜならば，田植えの適期は限られており，その時期に適切に作業を終えないと，稲の生育に必要な梅雨や夏の日照りをうまく利用できなかったり，収穫期に台風がやってきて収穫が台無しになるなどの危険が高まるからである．このため，農繁期には夜が明ける前から日没まで，一家総出・あるいは手伝い人を雇って人海戦術で農作業を行うことになる．農家の主婦は自ら農作業を担うばかりではなく，自分の家の農作業を手伝ってくれる人々のために食事の用意もしなければならなかった．これは，主婦にとって大きな負担である．熊本の生改は，農繁期の前後で農民の体重を測定し，農繁期の二週間でほとんどの農民が急激な体重

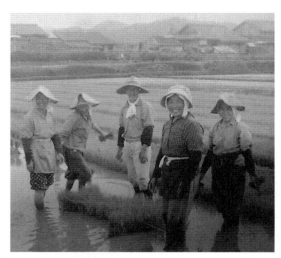

写真 3-4　農繁期（鹿児島県生活改善グループ　松田ふみ氏提供）

減少を起こしていること，多くの人が胃痛を訴えていることを発見した．

　このような状況を改善するために，生改が推奨したのは生活改善グループによる共同炊事であった．共同炊事の試み自体は戦前から行っていた農村もあるが，生改はこれを組織的に推進した．その目的は，女性の労働負担軽減と農繁期の農民の食事の改善による健康維持である．具体的には，①集落内で数世帯が集まってグループをつくり，農繁期数日間のローテーションを決める，②村の集会所などの調理施設がある場所に当日の朝に各世帯から材料を持ち寄り，③その日の当番となった女性が全世帯分の昼食をつくる，という仕組みである．この共同炊事の場所の確保やメニュー指導などを生改が支援したのである．この仕組みを形成することで，農家の主婦たちは個別に昼食の用意をする労働から解放され，農作業に専念できるようになる．また，従来農繁期の食事は手間のかかる料理をつくることが困難なため単調かつ栄養価の低い食事になりがちであったが，共同炊事の日には生改や保健所の栄養士などが調理指導をすることもあり，栄養価が高くいつもと違う食事を食べることができるようになったため，他の家族からも好評であったという．

　乳幼児を抱える母親にとって，農繁期にはもう1つの懸念事項があった．

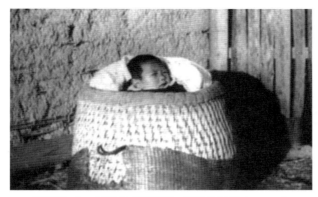

写真 3-5　エジコ（嬰児籠）（農林省振興局，1957）

　農繁期には子どもから高齢者まで，働けるものは皆農作業に動員されるため，乳幼児の面倒を見る人がいなくなってしまうのである．このため，東北地方では「えじこ」と呼ばれるかごの中に乳幼児を縛り付け，子どもが這い出して縁側から転落したり，囲炉裏に落ちてやけどしたりすることを防ぐ工夫も行われていた（写真 3-5）．こうした状況では，母親はどれほど赤ん坊のことが気になっても農作業を優先せざるを得ず，仮に発熱などの異変があっても発見が遅れるといった問題があった．

　そこで，農繁期限定でお寺の境内などを借りて乳幼児を集め，村の非農家の女性や都市の女学校の生徒に子どもの面倒をみてもらう共同保育をグループで実施した．ここでも，生改はこうしたアイデアを母親たちに持ち掛け，場所や保育担当者の確保を支援した．母親が子どものことを心配せずに農作業に専念できることは，農作業の効率向上にも寄与する．ちなみにこの共同保育が，農村部ではのちの季節託児所の原型となっている．こうした地域のグループ活動は愛育班活動などとは異なり，保健所の管轄外ではあったが，これらの活動が母子保健状況の向上に少なからず貢献をしていたと考えられる．このように，生改の指導した活動の中には，グループでなければ実践できない活動も少なくない．

7．家族計画講習会

　戦後のベビーブームによる人口爆発は，個々の農家にとっては養育費・教育費の負担となって家計を圧迫することになる．そこで，生改は生活改善の一環として「家族計画」の普及にも努めた．これは厚生省傘下の保健婦，家族計画指導員などが取り組んだテーマでもあり，中央行政からみると「重複」「領域侵犯」とみることもできる．しかしながら，農村女性にとっては中央省庁のタテ割りはどうでもよいことで，重複する活動ならば一緒にやってもらいたい．そもそも，農村においては「家族計画講習会」などを実施しても，若嫁が日常の家事や農作業を「怠けて」会合に行くことはとても難しい．村の中には通常「婦人会」が組織されており，戦時中は「国防婦人会」「愛国婦人会」などの組織を通じて国家統制のために利用されていたため，戦後も婦人会の組織率は高く（基本的には全家庭から1人ずつ出席する「全入組織」），行政もこの仕組みを何かと重宝して使っていた．しかし，婦人会のメンバーは基本的には戸主の妻，すなわち若嫁にとっては「姑」にあたる人であり，若嫁には参加資格がない．他方，生改の組織する「生活改善グループ」は基本的に若嫁，小さな子どもを持つ母親を対象としていたため，時に既存の婦人会組織から疎まれることもあったという．笑い話のようだが，保健所が「家族計画講習会」を村で開催した時に，婦人会組織を通じて広報したために，この講習会に参加したのはすでに子育てを終わった「姑」たちがほとんどであったという話もある．すなわち，本来来てほしい若嫁たちにはアクセスが限られていたのである．

　この点，生活改善グループは，まさに家族計画のターゲット集団と重なる．とはいえ，生改には技術的な知識・ノウハウはないので，技術的なことは保健婦と共同で会合を開催するなどして補っていた事例も多いようである．

8．生活習慣の改善努力と快適な睡眠

　生改の活動は「衣・食・住」すべての面にわたっており，いずれもが農家

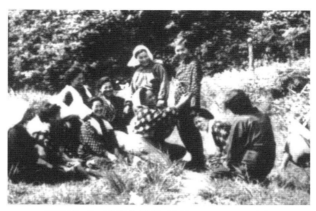

写真3-6 改良作業着（農林省振興局，1957）

の各世代成員の健康問題に密接に関係している．

「衣」については，下着の着用（伝統的な和服の下に女性は西洋的な下着を身につける習慣はなかった）を推奨するために，「三角パンツ」の型紙をつくって，特に小学生の児童などに下着をはかせる習慣づけを推奨した．また，睡眠時に「寝巻」に着替えることを推奨した．これは，衛生的な生活習慣を推奨した保健婦の活動とも通じる．保健婦は「手ぬぐい一人一本運動」を通じで，結核などの家庭内伝染を最小化しようとしていた．さらに，西洋的な生活にあこがれる若い女性のささやかな欲求を満たすために，和服をほぐして「改良作業着」をつくることも指導した．戦時中の「モンペ」よりもファッション性のある作業着で，単調な農作業に彩を添えるという精神衛生上の効果もあったものと考えられる（写真3-6）．

「食」については，すでに述べたように料理講習のほかに，「卵貯金」「ヤギ銀行」などをグループで行い，子どもの弁当に卵を使うとか，ヤギの乳を飲んで動物性たんぱくを補うなどの活動も推奨された．また，肉食の習慣がなかった農村部に，たんぱく源として鶏肉を紹介したのもやはり生改の活動で，手始めに卵を産まなくなった鶏（廃鶏）のさばき方を講習した時期もあった．

健康増進のための「1.8.8運動」は，毎日「牛乳1本（あるいは卵1個），8

資料3-1　1.8.8運動ポスター

(沖縄県元生活改良普及員提供)

種類の野菜，8時間の睡眠」の必要性を訴えるスローガンであるが，栄養改善のみならず主婦の睡眠時間の確保を目標に掲げていることが注目される（資料3-1）．質の良い睡眠は生活改善の主要なターゲットでもあり，これは主婦の疲労回復にとって重要と考えられていた．この一環として，「わら布団」を推奨していた時期もある．通常，若夫婦は農家の家屋の中でももっとも悪い部屋をあてがわれる．窓のない，小さな部屋にせんべい布団があればよい方であるが，硬い板の間などに薄い布団で寝るだけでは過労に疲れた身体の休息もままならない．そこで，当時大量にあった「稲わら」を使ってクッションにする「わら布団」を手づくりすることを勧めたのである．また，生改は「お金のかからない改善」の典型例として，「晴れた日には布団を干そう」キャンペーンを行ったこともある．多忙なために万年床になりがちな農家の布団を，天気の良い日に日向に干すことで，日光消毒をするとともに温まった布団で快適な睡眠を確保し，疲労回復に努めることを推奨していた．

　健康のためには，無理のない生活のリズム，十分な休息時間も必要である．特に「角のない牛」と呼ばれ，口答えせずに黙々と働き続けることが期

待されていた若嫁にとって,「休息」の時間を確保することは至難の業である.特に,これを家族の理解を得て個別に達成することは不可能に近い.そこで生改の取った戦略は村社会,家族に「社会的プレッシャー」をかけるという方法であった.その一例が「母ちゃん一時間早上がり運動」である.

村ぐるみの運動として,生改が普及所長,保健所長,学校の先生などともに「家事をするために,女性は男性よりも一時間早く農作業を終えて家に帰るようにしよう」という目標を設定する.早く帰る必要があるのは,女性は育児のための授乳,洗濯のための水汲み,夕食の支度などがあるからで,女性が一足早く帰れば男性は帰宅した時にすぐに夕食を食べることができて効率的,というのが表向きの理由であった.しかし,生改の意図としては,「女性に少しでも息抜きの時間を与えたい」ということであった.これを村ぐるみの運動にしなければならなかったのは,個別の家庭に任せておいては,夫や姑の手前「一時間早く野良仕事をやめる」などということを嫁の側から言い出すことが困難だからである.しかし,村ぐるみのキャンペーンにすれば,口コミの盛んな村の中で,周囲の畑ではすでに嫁が帰宅しているのに,まだ働かされている嫁がいれば「あの家の旦那は不人情だ」とか「あの家の姑は意地悪だ」というような噂が立つだろう.農村ではことさらこうした周囲の悪口に神経質なので,嫁が一時間早く帰るのに有利な環境をつくり出せると考えたのである.いわゆる「ピアプレッシャー(仲間内の相互監視)」の仕組みを活用して,生活習慣を改善しようとしたのである.

9. 広範囲への普及と行政とのシナジー－相乗効果－

住環境に関してのかまど改善,水道・流しの改善,便所の改善などは,はじめは各世帯内の改善であるが,上下水は地域の河川などにも関連するし,便所についても地域全体の環境衛生にも波及効果がある.こうして生活改善は段階を経て,地域の環境衛生改善にもつながっていく.

昭和30～40年代にマラリア,日本脳炎などの対策として行われた「ハエと蚊をなくす生活実践運動」は厚生省主導で行われた運動であるが,農村部

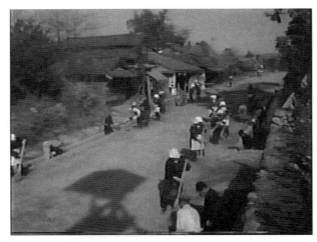

写真 3-7　一斉清掃日の様子（鹿児島県経済自立映画，1957）

では生活改善グループや婦人会がこうした運動の担い手として活動した．特に蚊の発生源となる「どぶ」や竹藪の一斉清掃が，村の婦人会や青年団主導で行われた事例は多い（写真 3-7）．

　厚生省はこうした活動を展開する際に「モデル集落」を設定し，そこに先駆的な取り組みを促してこれを県内の他の地域に波及させる戦略を活用した．モデル集落には多少の補助金とともに行政からの「期待」が寄せられ，村長や集落長はこれに応えて良い成果を出そうと頑張る．鹿児島県ではこうしたモデル集落運動に連動して，集落内の生活改善グループが「お墓に花を供えっぱなしにしない」ことで蚊の発生を防ぐなどの啓発活動に取り組んだことが報告されている．

　こうした「モデル集落」方式では，地域主導の「村内一斉清掃日」には保健所も当時最新式の「三兼式噴霧器」を用いて DDT などの噴霧に出動した（写真 3-8）．これは，保健所が住民に命令して清掃させるというトップダウンの仕組みではなく，住民組織の自主的な活動があるところには行政が応援に駆けつけるという，ボトムアップの仕組みだったことが特筆すべき点である．

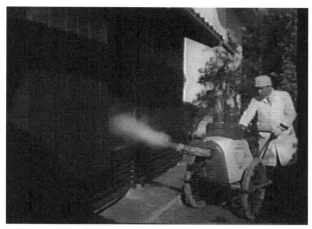

写真 3-8　三兼器による噴霧（鹿児島県経済自立映画，1957）

　また，農水省も「濃密指導方式」という普及手法を開発していた．すなわち，普及員である生改は，普及所管内の自分の担当地域をすべて均等に巡回するのではなく（物理的・時間的に担当地域をすべてカバーすることはそもそも困難である），いくつかの重点指導地域（村落，あるいは集落）を決め，そこに努力を集中的に傾注して成功事例をつくり，そこでの成功例を周囲の村落が見聞きすることで普及させるというものである．

　さらに，「コンテスト方式（甲子園方式）」によって波及効果を高める工夫も行われていた．県内各地の「生活改善グループ」のモチベーションを高める目的もあって，普及所主催の「料理コンテスト」「生活改良実績発表会」などのイベントを行い，同一県内・普及所エリア内の生活改善グループ間の情報共有を促し，女性にとっては一年に一度のイベント的な楽しみを提供する．そして，そのコンテストの模様を地方新聞が掲載することで，成功例を県内に周知させることもできる．さらに県レベルでの優勝者には「県知事賞」などが贈られるとともに，年に一度東京で行われる「全国大会」に進出できる．これは，いわば高校野球の甲子園にあたる．

　全国大会に出場すると，参加者は全国の優良事例を見聞きすることで新たな情報が得られるばかりではなく，全国紙でその様子が報道されることで，

全国に知識を普及させることも可能となる．さらに，東京の本省（農林省，厚生省など）の政策担当者も一度に多くの成功事例を見聞きすることで，自分たちの設計した政策がどのように地方の現場で工夫を加えられて実施されているのかを理解することができる．この方式は，厚生省でも農林省でも実施されており，実績発表会で直接農家の主婦の報告を聞くことで，役人が政策の改善のためのヒントを得て，翌年度の政策に反映させるというサイクルが生まれたのである．この過程を繰り返すことで，もともとアメリカから押し付けられた外来の制度であった普及制度が，日本の実情に合わせた姿に徐々に「土着化」されていったことも見逃せない．

ここで，生改の活動を含めた戦後日本の保健衛生水準向上の経験から，今日の途上国に対してどのような教訓を見出すことができるのかを整理してみよう．筆者は戦後日本の経験の特質は，4つに集約できるのではないかと考えている．

第1は，「保健医療分野に限らず，包括的かつセクター横断的な取り組みが行われたこと」があげられよう．すなわち厚生省だけではなく，農林省，建設省，労働省などがそれぞれの役所の仕事として，保健衛生環境の改善に努力したのである．それは必ずしも中央政府レベルで計画されたものではなかったが，現場の行政官，住民組織，地方行政の協力によって柔軟なコーディネーションが行われたことで，相乗効果を発揮することとなったのである．

第2の特質として，外部者の役割がある．農林省，厚生省を含めて戦後改革の一連のプロセスには，外部の介入者であるGHQのイニシアチブが大きな影響力を持っていた．この点は，今日の途上国の保健医療政策立案にあたっては，当該国の政府の意図だけでなく支援の手を差し伸べる国際機関やドナーのイニシアチブに左右される点と共通であるだけに，日本の経験を学ぶ意義は大きいと思われる．

しかも同時に，こうした外部からの介入・指導にもかかわらず，日本の行政はこれを日本の社会・風土に適合する形で「土着化した」という点が重要である．

表3-1 開発とカイゼンの比較

	これまでの開発手法	カイゼン手法
目的	生活を良くすること	生活を良くすること
出発点	何が欠けているのか	何が手元にあるのか
主な手法	移植する，入れ替える	つくり出す，適応させる
重要な道具	技術，資金	外部からの情報 助け合い（ソーシャルキャピタル）
資本投入の方法	他の機関から投入	地元地方行政，住民の努力
主導者	外部専門家	地元の人々，地元リーダー
イベントの行われ方	単発的	継続的
中心課題	生産性，収入向上	快適，安心，節約
主な関心	できるだけ多く	できるだけ長く

（佐藤，2005）

　第3に，日本の政府組織は単に住民を指導するのではなく，住民組織との間に「シナジー関係」を構築したことも，注目されるべきである．これは，特に農村開発・保健衛生の分野で顕著である．「シナジー関係」とは，単なる義務的・一時的な協力関係ではない．例えば，「集落一斉清掃日」にみられるように，行政は活動の大まかな指針（ハエと蚊をなくす生活実践運動）を与えるが，これに呼応して自主的な活動を行うかどうかは地元の市民団体，NGOが決める．これはトップダウンな強制的な仕組みではない．しかし，仮にこれに呼応した活動を住民組織が主体性をもって計画したならば，行政はそれを察知してすぐさま応援に駆けつける．こうした応援を経験した住民組織は，行政に対する信頼感を高め次の活動へのインセンティブ（動機付け）を受ける．そして，住民組織がさらに高次の活動を行うときには，行政はそれに答えてさらなる支援を提供する．すると行政に対する信頼感はさらに強固になり…という好循環が繰り返され，双方のアクター間に強い社会関係資本（ソーシャルキャピタル）が形成されていく過程，それがシナジー関係である．

　今日の途上国では，せっかく住民組織が形成されても，行政と住民組織の間に信頼関係が欠如していること（あるいは相互不信が根強く埋め込まれて

いること）が，保健衛生のみならず多くの行政サービスの提供を困難にしている．したがって，日本の経験にあるようなシナジー関係を構築する過程を学ぶことができれば，サービスの提供コストも低下するし，行政サービスの持続可能性も格段に高まることが期待できるのではないだろうか．

第4に，単なる「開発」ではなく，「カイゼン」の精神が貫徹していたことがあげられる．限られた資源の中で，外部からの資源移転に依存することなく，可能な限り自分たちの持つ資源と工夫で持続可能なカイゼンの活動を継続していった（表3-1）．

こうした点に，持続可能な開発目標（SDGs）を掲げる21世紀の世界にも通じるヒントを得ることができるのではないだろうか．

文　献

財団法人アジア人口・開発協会：日本の農業，農業開発と人口-その軌跡-．桜映画社，1984．http://www.apda.jp/moviephoto.html（2018年3月13日現在）
岩本純明：GHQ日本占領史（第41巻）農業．日本図書センター，p.6, 1998．
岩波映画：生活と水．1952．
鹿児島県経済自立映画：明日をつくる人々．1957．
岸　康彦：飢えからの脱出．食と農の戦後史．日本経済新聞出版社，p. 6, 14, 1996．
農林省振興局：生活改良普及員の一日．農山漁林文化協会，1957．
大原社会問題研究所：日本労働年鑑．第26集（1954年版），1953．
佐藤　寛：援助とエンパワーメント-能力開発と社会環境変化の組み合わせ-．アジア経済研究所，2005．

【佐藤　寛】

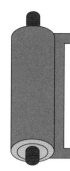

第4章
長崎県離島の開業助産婦

1. 開業助産婦とは

　助産婦（1948年までは産婆，2002年からは助産師に法的名称が改称）は自ら助産所を開業して，妊娠・分娩・産褥を通して女性とその家族にかかわり，診察や必要なケアを行い，自分の責任下で出産を介助し，新生児・乳児のケアを行うことができる．ただし，助産婦が単独で行えるのは正常な経過の妊娠・出産の助産ケアである．

　開業助産婦とは，助産所を開業し，助産所あるいは妊産婦の家庭で妊娠・出産のケアを継続して提供する助産婦のことである．日本では1945年頃までは自宅（家庭）分娩が普通に行われていたが，1960年を境に逆転し，出産の場所は自宅（家庭）から施設へ移行している．

　病院等の施設で出産が主流になる1965年頃までは，ほとんどの出産は家庭で開業助産婦によって行われており，助産婦といえば開業助産婦のことを指していた．

2. 長崎県離島の開業助産婦

　長崎県は壱岐，対馬，五島列島など，多数の島々が点在しており，島群で県の陸地面積の半分近くを占める（図4-1）．これらの島々では，1964年頃までは開業助産婦による家庭での出産がほとんどであった（図4-2）．

64　第4章　長崎県離島の開業助産婦

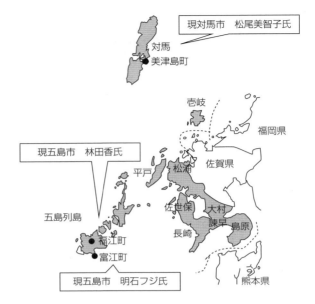

図4-1　開業助産婦が活動した地域

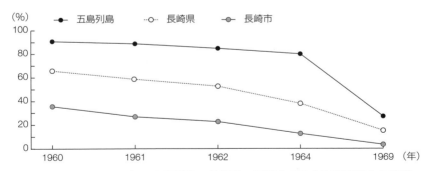

図4-2　1960〜1969年の五島列島・長崎県・長崎市での自宅出産割合の推移

長崎県では，本土部である長崎市では急速に施設分娩へ移行しているが，離島部である五島ではなかなか施設分娩への移行が進まず，1965年でも8割近くが自宅（家庭）分娩のままであった．このように，長崎県の中でも大きな格差があり，離島部は本土部（長崎市）から10年以上遅れて，出産の場所が自宅（家庭）から施設へ移行した．
（長崎県福祉保健部「衛生統計」より作図）

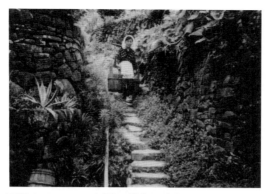
写真4-1　1955年頃の離島のくらし（的野，2002）

戦後〜1960年代頃の長崎県離島は，病院などの公共施設は未整備状態であり，医療資源も乏しく，貧困者も多い状況であった．このような社会状況下で，離島の開業助産婦は出産の担い手として第一線でどのように活動してきたのか，3人の元開業助産婦の語りから探ってみたい（写真4-1；的野，2002）．

【明石フジ氏：長崎県南松浦郡富江町】
・1917年生まれ
・開業助産婦の期間：1946〜1967年

(1) 開業までの経緯

　私は1917年に長崎県にある五島列島の富江町（現五島市富江町）で生まれました．尋常小学校卒業後，女中奉公に出ましたが，手に職を持ちたいとの思いから1937年に私立長崎産婆学校に入学し，翌年検定試験で産婆免許を取得しました．免許取得後2年間は神戸の病院で働きました．22歳で結婚し，仕事を辞めて夫とともに満州に渡り，終戦後（1946年）は生後まもない長女を連れて帰国しました．

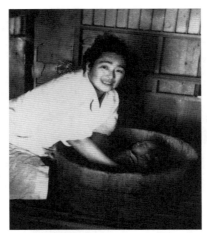

写真4-2　産湯で赤ちゃんを洗う明石助産婦

(2) 開　業

　帰国して2〜3カ月は神戸に住みました．食べるものがなく，出身地である五島にもどり，南松浦郡富江町で1946年に29歳で開業しました．開業を決心したのは，夫が戦死したので生計を立てる必要があったからです．開業するにあたって準備したものは助産用具一式だけです．私が開業した地域には，すでに別の開業助産婦がいたので，最初は隣の町の開業助産婦の手伝いをしていました．ある時，その開業助産婦が忙しくて手が回らず，私が代わって1人で産婦のところへ行ったんです．行ってみると，双胎で第1子（女児）出生後1日経過したのに，第2子が未だに産まれない状態でした．診察すると，第2子は横位になっていました．家族から，「子どもは諦めるから母親だけは助けてくれ」と言われました．私は第2子を骨盤位（逆子）にして出しました．ひどく緊張した分娩でしたが，おかげで母子ともに無事でした．しかも第2子が男子だったのでとても喜ばれました．それから一気に人気が出て，1番多い頃には1年間に180例くらい新生児を取り上げたと思います（写真4-2）．

　1972年7月に富江町母子健康センターができ，町内で開業していた助産婦はこちらに移って勤務することになりました．それ以来，富江町には開

業助産婦はいなくなってしまいました．私も管理助産婦としてここに移り，1977年の母子センター閉鎖まで勤務しました．

(3) 嘱託医との連携
　私が開業したときには産婦人科医院はなく，外科・内科の医院が2～3あったと思います．先生方に嘱託医をお願いしました．妊娠・分娩時の緊急処置や軽い病気を見つけたときには嘱託医に依頼しました．どの先生も助産婦には協力的でした．私以外の助産婦も，嘱託医との関係は非常に良かったと思います．しかし，帝王切開手術や特別の治療を必要とする場合には長崎市（長崎港まで海路約105km）や福江方面（福江市まで陸路約20km）へ入院させなければならず難しかったです．

(4) 助産技術の向上のために
　隣町の福江町で，年に2～3回開業助産婦が集まり研修会をしていました．この集まりには下五島地区の開業助産婦は皆参加していたと思います．研修の内容は，妊娠中毒症や分娩異常時の処置に関するものが多かったと思います．自分の取り扱った分娩について発表して，嘱託医や助産婦仲間から意見を聞くこともありました．

(5) 開業助産婦としての仕事
①妊　婦
　妊婦健診は，ほとんどの妊婦が5カ月頃に行う診察1回のみでした．それより早い時期（妊娠3カ月頃）に来る人は初産婦や子どもを欲しくない人（中絶を希望する人）でした．赤ちゃんが小さい場合や何か心配事がある妊婦では，頻回に診察を希望することもありました．最初の妊婦健診で腹部の触診と聴診を行って妊娠を確認して分娩予定日を告げ，腹帯を巻きました．その後は出産まで診察をしない場合が多かったので，妊婦と出会ったときは必ず声をかけて様子を聞き，必要があればその場で保健指導するようにしていました．妊娠中毒症など異常がみられる妊婦には医師の診察を受けるように勧

めましたが，経済的に貧しく，交通の便も悪いことから，実際に受診した妊婦は少なかったと思います．しかたがないので，これらの妊婦が住む地域で分娩があるときには，その家に妊婦を呼び，その家を借りて，分娩の合間に診察や保健指導を実施するようにしていました．

②産　婦

分娩介助は仰臥位でした．分娩中の異常に備えて止血剤などの薬品を常に携帯していて，実際に使用することもありました．開業助産婦として働いた21年間で1度だけ，異常のために分娩中に嘱託医を呼びました．この産婦は福江大火（1962年）のために急遽富江町に里帰りをした妊婦で，私は分娩のときに初めて呼ばれました．診察すると産婦は妊娠中毒症で，常位胎盤早期剥離の疑いがありました．すぐに嘱託医に連絡し来てもらいました．嘱託医の判断で福江市の病院に搬送されましたが，残念ながら母子ともに死亡しました．妊娠中から継続して妊婦をみないで，妊娠経過を知らないで，分娩だけに立ち会うのは怖いことだということを身をもって学びました．

③褥婦・新生児

出産後は平均7日間くらい家庭訪問しました．手伝い人がいないなどで母親が希望した場合には，訪問日数を長くしました．長くした場合でも追加料金はもらいません．手伝い人がいる家は逆に2〜3日で早々に切り上げていました．褥婦では悪露，子宮収縮，乳房を主に観察しました．新生児は沐浴して身体の観察をしました．指導は授乳，育児，受胎調節について行いました．お産後の異常で医師に紹介した経験はありません．当時は産後の家庭訪問の料金も分娩料に組み込まれていたので，どの助産婦も自分が出産させた母子の健康については産後まできちんと責任を持ってかかわっていたと思います．

(6) バックグラウンド

私の家は農家でした．私は6人兄弟の長女です．尋常小学校を卒業して15歳で女中奉公に出されました．女の子が尋常小学校を出た後に女中奉公に行くのは，この時代の五島では一般的なことでした．奉公先は病院でし

た．奉公先の子どもたち（自分と同じくらいの年齢）から，「田舎者」といっていじめられてとても悔しい思いをしました．それで，「バカにされないように手に職を持ちたい」と強く思ったんです．看護婦だったら医師からいろいろと指図されるので，1人で開業できる産婆になろうと決めたんです．学校にいくためにはお金がかかるので，紡績工場で働いて入学資金を貯めました．学校に入学できたときの嬉しさは今でも忘れません．22歳で結婚して仕事を辞めました．結婚後，夫とともに満州に渡り，そこで6～7年暮らしました．夫の仕事は日本軍の御用達で，日本軍に自動車を貸したりしていました．満州の県立病院で3人の子どもを出産しました．満州では，日本人の出産は日本人の医師と助産婦が担当して，私も3人とも日本人の助産婦に取り上げてもらいました．そこでは，中国人の女性は紐を天井につるして，それにつかまって出産していましたが，日本人はみな仰臥位でした．私が満州で助産婦として働かなかったのは，夫が開業をいやがったからです．夫が戦死してまもなく敗戦になりました．私たち親子4人は1年くらいの放浪生活で，その間に2人の子どもを亡くしました．2人とも栄養失調だったと思います．1946年に長女と2人，日本（神戸）に引揚者として帰ってくることができました．帰国して2～3ヵ月くらいは神戸にいたのですが，食糧もなく，身よりもないので長女を連れて故郷である五島にもどりました．

（7）開業助産婦活動当時の地域背景

富江町は集落が散在していて，開業当時は交通の不便なところが多くありました．町内バスは1950年に運行が開始されましたが3路線で，運行は1日数回だけでした．交通手段は最初は徒歩でした．戦前は，産婆は乗馬で遠方の出産に出かけていたそうですが，私はどんなに遠くても歩きました．満州で1年近く放浪生活を経験していたので，歩くのは得意だったんです．その後自転車を購入し，バイクを購入しました（写真4-3）．富江町で1番最初にバイクの免許をとってバイクを購入した女性は私だったんですよ．電話は公民館に1台だけありました．お産のたびに公民館の人が私を呼びに来てくれました．

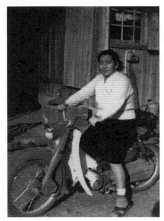

写真 4-3 バイクに乗る明石助産婦
島で最初にバイクを購入.

　開業助産婦をしていた頃の私の家の経済状況は,「普通の生活ができる程度」だったと思います．貧しくて分娩料を払えない人もいましたが,「払えない人は払えない」とわりきって仕事をしていました．助産婦の仕事ができたお蔭で，女手1つでどうにか子どもを育てることができました．

(8) 思い出に残るエピソード

　とても貧しくて分娩料を払えない人がいました．分娩介助をして10年以上たったある日，1人の少年が釣ったばかりの烏賊を持って訪ねてきたんです．その少年は「私は○○という者です．自分が生まれたときは家が貧しくて助産婦さんに分娩料を払えなかったと，母親からずっと聞かされて育ちました．今は漁師になって働いています．これは私が釣った烏賊です．食べて下さい．ありがとうございました.」と言って，分娩料を支払って帰っていきました．私は少年を取り上げたことも，分娩料が未払いだったことも忘れていたので,突然のことで驚きました.自分が取り上げた子どもが元気に育って立派な漁師になっていること，忘れずに助産婦である自分を訪ねてきてくれたこと，もう嬉しさで胸がいっぱいになりました．忘れられない思い出です．

【林田　香氏：長崎県南松浦郡福江町】
・1933 年生まれ
・開業助産婦の期間：1951～1972 年

(1) 開業までの経緯
　私は 1933 年に長崎県にある五島列島の福江町（現五島市福江町）で生まれました．私たちの時代は旧制女学校と新制高校の切り替え時期だったので，私は 1949 年 4 月に女学校 3 年（現在の中学 3 年）から飛び級で熊本助産婦学校（看護科＋助産婦科）に入学して 2 年間勉強しました．高校を出て長崎の助産婦学校に行こうとも思いましたが，近道である熊本助産婦学校を選びました．看護婦免許は国家試験を受けて取得し，助産婦免許は学校指定免許で取得しました．1951 年 3 月に卒業しました．

(2) 開　業
　助産婦免許取得後，出身地である五島（福江町）にもどり，野浜助産所で母と一緒に活動しました．野浜助産所は祖母（野浜ナツ）が開業し，母（野浜スナ）が引き継いでいた助産所です（**写真 4－4，5**）．そこで 1951～1972 年まで助産婦として活動しました．17～38 歳までの間です．開業助産婦をしていて食事指導がとても大事だと実感することが多かったので，1955 年頃に福江方面保健所指定の調理師免許を取得しました．妊産婦の栄養指導資格も取得しました．その頃の妊産婦は貧血も多く，栄養状態が良くなかったですね．
　野浜助産所は，祖母や母の長年の活動で地域から絶対的な信頼を得ていましたので，私も住民にスムーズに受け入れていただくことができました．野浜助産所は，さまざまな理由で自宅分娩できない人を助産所で出産させて，元気になった時点で自宅に帰していました．家庭分娩に行きますよね．薪もない，赤ちゃんに着せる服もないから，母が自分で縫ったり，私も母から教えてもらって縫っていました．今みたいに生まれた赤ちゃんに着せる服がない時代でした．お産に呼ばれるとオムツとベビー服，そして薪ひと束をセッ

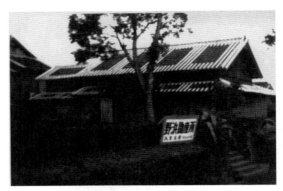

写真4-4　野浜助産所

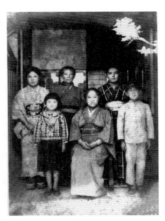

写真4-5　野浜助産所の3人の開業助産婦

トにして，分娩箱と一緒に持って行っていました．持って行った薪で湯を沸かして赤ちゃんを沐浴し，ベビー服を着せて帰ってきていました．郡部の妊産婦の3分の1くらいはそのような状況でした．大変でしたね．助産婦は何でも屋さんです．産後も介抱する人がいないんです．お産した人が起きてお湯を沸かしたりしていましたからね．ひとりで1日に7～8軒家庭訪問していましたから，「あなたのところは何時ごろね」と言って，順々に回って行ったんです．電話は部落に1軒くらいしかありませんでしたから．野浜助産所は1985年に廃業しました．祖母は3万人以上の分娩に立ち会ったそうです．

資料 4-1　福江町婦人会長から野浜ナツ氏（当時 75 歳）に贈られた表彰状
（昭和 24 年 3 月）

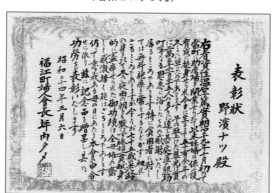

明治 29 年 10 月に初めて助産婦を開業し，50 有余年間に 23,435 人の新生児を取り上げたこと，特に貧困者に対しては無料施療としたこと等の功績を称えている．

私は 1 万人以上だと思います．1951〜1972 年の間の分娩件数は 1 カ月に 40〜50 件，1 年間に 400〜500 件ほどありました．郡部からも分娩に来ていましたから，多かったですよ（資料 4-1）．

(3) 嘱託医との連携

　私は主に町の中心部を担当していました．その当時人口は 4 万人くらいで担当地域に助産婦は 4〜5 人いました．野浜助産所の近くには産婦人科と，その他にも内科や外科の医院がありました．嘱託医は産婦人科医師で，関係はとてもよかったです．

(4) 助産技術の向上のために

　助産婦の仲間が集まり，年に 2〜3 回研修会をしていました．1 年に 1 回中央で会合があったので，それには島の助産婦が順番で参加していました．研修会では分娩の体験談についてよく話していましたね．助産婦が向上するにはどうしたら良いかとか分娩料金についても話し合いました．

コラム　助産技術向上のために

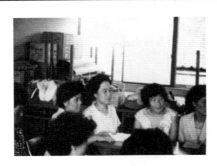

講習内容
1. 倫理
2. 妊産婦の生理と病理
3. 妊産婦の生理
4. ミス・マチソン
5. 乳児の栄養
6. 妊娠時の口腔衛生
7. 性病について
8. 助産婦の法規

1949年度九州地区助産婦講習会伝達講習会

　離島で開業助産婦としての業務を安全に遂行するためには，確かな助産技術を持つことが不可欠であった．そのため，助産婦は地域ごとに小集団をつくり，助産技術を向上させるために研修会を実施していた．研修内容は異常発生時の対応など助産婦の日常業務に直結するものが多く，時には嘱託医も参加して，毎回白熱していたという．また，助産婦は職能団体（日本助産婦会）に加入していて，職能団体が東京・福岡・長崎等で開催する講習会には島から代表者が出席していた．代表者が島で行う伝達講習会は，島の助産婦が中央での動きや最新の知識等を得る唯一の機会であり，島中から毎回多くの助産婦が参加していたという．写真は1949年2月に長崎市で開催された伝達講習会の様子．

（5）助産婦活動
①妊　婦

　妊娠中の初回診察は妊娠4～5カ月頃でした．外診，触診，内診，腹部の計測をしていました．3カ月頃に早く受診する人もいましたが，そういう人は初産婦か，何年も子どもができない人でした．不妊の人が妊娠したときには，岩田帯（臍帯）をして結婚式同様に祝いました．妊娠中には受診せず，畑の中で産んだ人もいました．産まれてから呼ばれたことも何度もあります．そういう人には妊娠について無関心だったり，多産の人が多かったですね．

妊娠中は7〜8回くらい診察しました．妊娠の最初の頃は月に1回，9カ月以降は2週間に1回くらい診察しました．妊娠中毒症，双胎，骨盤位の妊婦は嘱託医に紹介しました．

②産　婦

　分娩介助箱を持って回りました．分娩が重なることもあったので，使用後は消毒釜で煮沸していました．臍帯剪刀[注1]，コッヘル鉗子[注2]，はさみ，ペアン鉗子[注3]，結紮糸[注4]，クスコー腟鏡[注5]，ガーゼ，綿棒，臍帯ガーゼなどを入れていました．会陰保護は綿花にクレゾールを浸して使用しました．お産に行った先で沸騰したお湯を膿盆に入れ，その中にクレゾールを入れて手の消毒に使いました．手袋はありませんでした．感染が心配だったので梅毒の予防注射を内科で年に1回くらい打ってもらっていました．綿花は200gを産婦さんに3つ買ってもらっていました．会陰が切れたらクレンメで2針くらい縫って3日後抜糸しに行きました．私は自然分娩で力を入れないお産を心がけていましたので，会陰裂傷はほとんどありませんでした．お産で呼ばれて家に行き，診察して，お産までにまだ間があるときには，「〇〇頃生まれるから，それまでは力を入れないで」と言って，過ごし方の指導をして，安心させてから帰って，お産がはじまる頃を見計らって再度家に行っていました．どの妊婦さんも安心して私に任せてくれました．分娩中に異常のために嘱託医を呼んだことはありませんが，常位胎盤早期剥離で嘱託医へ運んだことはあります．分娩で呼ばれたときは異常に備えて懐中電灯は必ずもっていくようにしていました（写真4-6）．

③褥婦・新生児

　産後は，初産婦も経産婦も大体6日間訪問しました．褥婦に対しては，子

注1）臍帯剪刀（さいたいせんとう）：助産婦がヘソの緒を切るために使うハサミ．
注2）コッヘル鉗子：先端部に鉤が付いている器具で，助産婦がヘソの緒を圧挫して止血するのに使用する．
注3）ペアン鉗子：先端部に鉤がない器具で，血管をはさんで出血を止めるのに使用する．
注4）結紮糸：ヘソの緒から出血しないように臍帯の一部を縛るのに使用する糸．
注5）クスコー腟鏡：子宮腟部および腟の診断・治療に使用する器具．

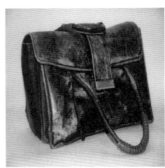
カバン

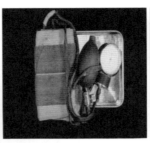
血圧計

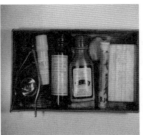
薬品

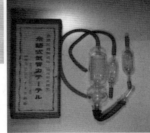
気管カテーテル

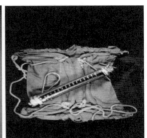
新生児用体重計

写真 4-6　開業助産婦の訪問カバンとその中身

宮復古や悪露の状態をみたり，新生児の沐浴をして臍の消毒を行いました．訪問時には姑に，「お嫁さんを安静にさせておくように」と必ず言いました．産後の指導では特に食事指導に力を入れました．お産後，食事でも貧血が回復せず，内科の先生に紹介したこともあります．産後1週目の名づけ祝いには助産婦は必ず呼ばれて，お祝いのご馳走をいただきました．

(6) バックグラウンド

　両親と私，妹の4人家族でした．父親は漁業をしていましたが，実母は早く亡くなりました．私は小学2年生のときに叔母（実母の妹）の養女になりました．叔母（実母の姉）の子どもは，私が養女になったので私の姉になりました．女系だったんです．祖母も母も結婚していませんでした．養女に行った先の母も祖母も助産婦でした．生家の家族とは親戚という感じでずっとかわいがられて，私は両家を行ったり来たりしながら育ちました．祖母は野浜

マツ，母は野浜スナといいます．

　戦前の五島には助産婦がいなくて，分娩で亡くなる人が多かったんです．祖母は学校の先生になりたかったのですが，お産で苦しんだ人が多かったので，自分が開業しようと決意し，五島で初めて助産婦の免許を取得したそうです．1人で各部落（三井楽町，岐宿町，富江町など）を回って行き，「あなたがお産に立ち会うときには，こういう風にして赤ちゃんを取り上げてあげなさい」とお産を取り上げてくれる人を部落ごとに1人ずつ教育したそうです．その方の娘さんたちが助産婦学校に行ったりして，現在助産婦になっています．明治時代に祖母は自分の家を建てて，家庭でお産できない人を家に呼んで，お産させて食べさせて元気にさせて帰していたそうです．それが発端ですね．その後に助産所をつくったそうです．人助けですね．お金も一切もらっていませんから．分娩料なんてもらいに行ってもいただけない時代でしたから．1週間ぐらい経ってもどうしても生まれなくて困ったときには，馬を連れて祖母を迎えにきたそうです．祖母が行って出産させて，馬で帰ってきたといっていました．牛に乗って帰ってきたこともあったそうです．

　私は小さい頃から母の仕事を見てきましたから，自然と助産婦になるものだと思っていました．私は，縁あって1972年に40歳で結婚して長崎へ来ました．長崎では施設助産婦となり開業助産婦の仕事はやめました．

(7) 活動当時の地域背景

　野浜助産所に電話がついたのは1957年でした．部落に1台しかありませんでした．電話で状況を聞いて連れてらっしゃいとか，車で迎えに行ったりしました．自宅分娩の人から電話がかかってきたら，まずは自宅へ行きました．診察して，いつ頃分娩になるか判断して，また電話を下さいと言って帰りました．その間は，他の人の沐浴に行ったりして．大体予測どおりに電話がかかってきました．連絡がないときはこちらから電話をかけてみました．生まれるときは1日4～5人は生まれていました．祖母，母，自分と別々に行くようにしていました．会計は主に姉がしていました．親子で運営していたので，買いたいときに買いたい物を買っていました．お金には困りませ

でしたね．祖母は大きな家を 2 棟持っていましたが，1962 年に福江大火ですべて焼けて，道路整備のためにかなり土地をとられました．でも，またそこに助産所を復興建築しました．

　最初の頃は，自転車で活動していました．熊本の助産婦学校時代は平地だったので，自転車通学をしていました．福江に戻ったあとは，歩くのは面倒だと思って女性用の流線型の自転車を買ってもらって乗っていました．その当時女性が自転車に乗るなんてめずらしかったので，「ここには女子（おなご）の自転車に乗るとの居る」といってとても評判になりました．女の人で自転車に乗る人はいませんでしたからね．その後，自転車も遅いと思って 1960 年頃バイクの免許を取得して乗って，翌年に車の免許を取得しました．福江で車の免許をとったのは私が第 1 号だったそうです．軽自動車は母に買ってもらいました．その後は車と歩きで活動していました．

(8) 思い出に残るエピソード
　当時，夜の 12 時までしか夜間は電気がつきませんでした．ある日，常位胎盤早期剥離の産婦がいて，五島中央病院に電話して帝王切開手術を依頼しましたが，「電気がつかないのでできません」と断られたんです．そこで私は，電気をつけてもらおうと九州電力に電話しましたが出ないので，車を運転して直接九州電力に行きました．九州電力の方の足を引っ張るなどして必死にお願いしましたが，「駄目です」と断られました．私は何度もお願いし，押し問答の末，最終的には電気をつけてもらうことができました．そして五島中央病院で手術をしてもらいました．母親は助かりましたが，子どもは亡くなってしまいました．しかしこれ以後，「野浜さんのところに行けば大丈夫」と住民の誰もが言って下さるようになったんです．そのように言われることは私の誇りでした．

(9) 分娩料について
　私が開業助産婦になった 1951 年頃は，分娩料金というのは「志」だったんですよ．100 円くれる人もいれば 1,000 円の人もいました．大体 150〜200 円

でした．そこで，私は1955年ぐらいにこれではだめと思って他の開業助産婦の人たちに話をして，あなたたちはこれでは生活がやっていけないし，分娩料というのを決めたらいいんじゃないかって言って．それで母を含めた開業助産婦がそうだねって，日本もだんだん成長してきたんだから分娩料を決めて頂こうということになったんです．1960～1961年頃は1,000円でしたかね．でも，その1,000円をなかなか払ってもらえなかったんですよ．これまで分娩料金は志という習慣だったので．50人くらい分娩介助して，分娩料金を支払ってくれる人は20人くらいでしたかね．それで何度か請求してですね．請求しても，どうして払わないといけないのかと尋ねる人もいました．「分娩料金が決まっていますので．よろしかったら支払ってください．分娩料金は1,000円になっています．」って言って．そうすると，のし袋に入れて下さるんですね．のし袋を受け取って，1,000円入っているかなと思いながら，自宅に帰って開けてみると100円とか200円とかしか入っていなかった．1960～1961年頃になってやっと1,000円貰えるようになりました．私が分娩料金の支払いについて言って回っていたものだから，「あの若い助産婦が来てから，お産料金を請求して取るようになった」と郡部では噂になっていたそうです．国民保険についての説明もしていましたが，特に郡部で入っていない人が多かったですね．分娩料金の支払いを何回か催促して，それでも支払えない人は仕方がないと思って諦めました．生活保護の方の場合は私が市役所の窓口に行って手続きしていました．なかには，貧しくても生活保護を受けたくないという人もいました．その方々には，分娩料はいただかなくても子どものために医療保険について紹介しました．

コラム　開業助産婦の報酬と経済状況

料　金　規　定　表

初　診　料	300円以上
再　診　料	100円以上
往　診　料	200円以上
分　娩　料	
初　産	6,500円
経　産	6,000円

（所要時間を超過する分娩に於て一割増）

沐浴料（指導料を含む）但し1週間後　200円
（第四村以上の地には沐浴届日）

証　明　書　料　　　　　　100円

昭和40年1月1日以降施行

長崎県助産婦

長崎県助産婦会料金規定表

　長崎県離島（福江）では，1951年頃の分娩料（妊娠〜産後1週間までのケア料込み）は「志」で150〜200円，1960〜1961年頃は1,000円であったという．1965年には長崎県の助産婦会が料金を規定している．この規定では，妊娠中の診察料金と分娩料金とが別に記載されており，分娩料6,500円となっている．離島では貧しくて分娩料を支払えない人が多かったということであるが，取り扱う出産の数も多く，助産婦は家族を養いうるだけの報酬を得ていたと思われる．また，仕事上必要とはいえ，誰よりも早く自転車やバイク，車，電話等を購入していることからも悪い経済状況ではなかったと思われる．

【松尾美智子氏：長崎県上県郡鶏知村】

　・1918年生まれ
　・開業助産婦の期間：1945〜1969年

（1）開業までの経緯

　私は1918年に長崎県上県郡鶏知村（現対馬市美津島町鶏知）で生まれました．1936年に九州帝国大学医学部附属医院看護員養成科を卒業し，九州帝

国大学医学部附属医院で勤務義務年限3年を務めた後，門司鉄道病院の産婦人科に2年間勤務しました．1941年に福岡県庁で行われた産婆試験を受けて合格しました．その後は結婚し，軍配属となった夫について満州に行きました．そこで産婆を開業し，社宅の人（日本軍人の妻）とか，近所の満州人の家族とか，朝鮮半島の方のお産の介助をしました．1944年に夫が現地招集となったため，私1人で子どもを背負って鶏知町に引き揚げてきました．

(2) 開　業

満州から日本に引き揚げて出身地である下県郡鶏知町にもどってきました．鶏知町にもどると，看板をかける前から出産介助の依頼があり，産婆として働き始めました．開業するとき，鶏知町には2人の産婆がいました．その中の1人で，長年ここで産婆として働いてこられた先輩が，私の帰郷をとても喜んで下さり，自分は高齢でこれで引退できるといって，自分の助産道具一式を私に下さいました．生まれたところに帰って開業できるということは幸せですよ．みんなが喜んで迎えてくれて．その後，私ともう1人の産婆で，鶏知町の家庭分娩を行ってきました．家庭分娩にはポンポン船（小舟）で行くことが多かったですね．沿岸部のお産には日夜問わずすべてポンポン船で行きました．内陸部のお産は徒歩です．自分の子どもを背負って7kmの山道を歩いたこともあります．終戦後には，朝鮮へ帰国する妊婦が船中でお産になることがあり，船の中でお産をさせました．

1969年に美津島町に町の母子健康センターができ，鶏知町の開業助産婦は2人ともそちらに移動しました．家庭分娩から母子センターでの分娩になって，私自身は気持ちが楽になりましたね．助産婦は私1人じゃないですし，嘱託医も近くなりましたから，地域住民の皆さんに対する責任が軽くなったような気がしましたね．

(3) 嘱託医との連携および助産技術の向上のために

嘱託医師は産婦人科医師にお願いしました．少し問題のある妊婦さんでも医院では診察だけして「お産は家でするのが一番」といって，診察した妊婦

さんを私たちにまわしてくれて，いろいろな指示を下さるような先生でした．われわれ助産婦に少々の落ち度があっても，これはどうしても避けられないことだからといって，納得されるように産婦や家族に説明してくれました．いつもかばっていただきました．難産のときは，呼ぶとすぐに来てくれて，「松尾さんのお蔭で命ひろったよ」と家族の前で言って，助産婦を立ててくれるんですね．そんなことはないんですけど嬉しかったですね．先生からは妊娠・出産についていろいろ教えて頂きました．逆子の出し方も先生に教わりました．先生が骨盤位分娩などの難産に立ち会うときには，私に連絡を下さるんです．「暇があれば一緒においで」といって．先生について行き，お産の介助や手伝いをさせてもらいながら指導を受けました．お蔭で，逆子の外回転術も出産も上手くできました．

　私が開業するとき，鶏知町には2人の開業助産婦がおりましたが，その中の1人は高齢のため私と入れ替わりで辞められました．もう1人はベテランで，助産婦として有名な方でした．私とは年が離れていたこともあって大変可愛がっていただきました．私は未熟でしたので，助産技術だけでなく，地域事情や住民の家庭状況など，鶏知町で働く開業助産婦として必要な情報はすべて教えていただきました．2人で協力し合いながら，鶏知町のほとんどの出産に立ち合い，新生児を取り上げました．鶏知町以外の助産婦と交流して学ぶ機会はなかったですね．

コラム　嘱託医との連携

　助産所の開設者は嘱託医師を定め置くことが医療法で規定されている．これは，妊娠・出産の経過で異常が発生した場合に，迅速に医療的処置を施し，安全を確保するためである．したがって，嘱託医師には産婦人科を専門とする医師が適任であるが，当時の離島には産婦人科医師は少なく，内科医師や外科医師が嘱託医師となることが多かった．開業助産婦と嘱託医との関係は良好であった．元嘱託医は，「助産婦は1人で責任もって頑張っているからこちらも協力しようと思っていた．何かあるときには助けたいといつも思っていた．」と語っている．

（4）助産婦活動
①妊　婦
　妊婦と助産婦とのかかわりは，腹帯を巻くことから始まります．その後は妊婦に応じて診察の回数を決めていました．骨盤位で外回転術をした場合には1週間に1回とか頻回に診ていました．

②産　婦
　お産は会陰保護がしやすいように仰向けでしていました．分娩介助のときに最優先したのは会陰保護です．私たちは会陰縫合ができませんからね．待って待ってね．時間はかかりますが，会陰裂傷をおこして縫合したことはほとんどなかったです．ポンポン船で行った家庭分娩で，お産は近いけどもう少し時間がかかりそうな場合は，引き返して出直すのも難しいので，手を消毒して，会陰を伸ばしました．会陰を伸ばすと柔らかくなって，お産が早くなりましたね．

（5）バックグラウンド
　私の家は魚の行商をしていました．私は8人兄弟の6番目です．父は女の子が嫌いで，産まれてくる子が女だったら養子に出すことになっていたそうです．女子が産まれて，母がこの子が食べる分は私が働くからと言って泣きながら父を説得してくれたお蔭で，私は養女に行かなくてすみました．子どもの頃は勝ち気でお転婆でした．何か資格を取った方がよいと言われて，お金がかからない九州帝国大学医学部附属医院看護員養成科に行きました．九州帝国大学は，兵隊さんと同様に1年目は15銭，2年目からは22銭，お金をいただきながら勉強できたんです．卒業してそのまま附属医院で勤務義務年限である3年間勤務しました．その後，門司鉄道病院に就職しました．配属先が産婦人科だったので先生から講義を受けながら勤務し，2年後に福岡県庁で行われた産婆試験を受けて，産婆の資格を得ました．

　結婚して夫と一緒に満州に渡り長男を出産しました．子どもは，現地にいた高齢の日本人女性に取り上げてもらいました．産後には義母が手伝いに来てくれたので不自由なことは何もなかったです．満州での日本人の暮らしは

贅沢でしたね．家庭ごとにクーニャン[注6]（姑娘）を雇っていましたよ．

（6）活動当時の地域背景

舗道された道というのはまったくなかったですね．当時は車はなく，交通手段は徒歩，走ることも多かったです．沿岸部には船（ポンポン船：小舟）で行きました．電話もありませんでしたから，お産が始まれば昼夜を問わずポンポン船で呼び（迎え）にこられます．それに乗って産婦の家に行ったものの，すでに陣痛が消えてしまっていて，そのまま引き返えしたり，お産は無事終わったけど悪天候でポンポン船を出すことができずに，産婦の家で1泊して翌日返ってきたこともあります．

分娩料金は向こうが包んで（払って）下さるだけです．自分が生まれた故郷ですから，皆来てくださり，半ボランティアのようなものでした．お金を払えない方もいましたが，気の毒がってね，釣った魚とか持ってこられました．夫も商売をしていたので特に自分の生活に困るようなことはなかったです．

（7）思い出に起こるエピソード

私が開業する前は，部落では，土間の上にむしろを敷いて，薄暗い中で出産していました．あるとき，お産は軽かったのに胎盤が出ないといって7kmくらい離れた部落の方が呼びにこられました．行ってみると，膣脱していて，それを取り上げ婆さん（無資格産婆）が娩出させようと一所懸命引っ張っておられたんですね．暗くってよくわからなかったのでしょう．産婦は苦悶していました．雨戸を取り外して産婦をその上に乗せて，急いで嘱託医のところに運びました．お蔭で産婦の命は助かりました．

戦争のときはここも空襲がひどかったです．近くにバラック建ての海軍の兵舎がありました．終戦後海軍の兵隊さんが島を引き揚げるときに，軍医長さんが島の方のために使ってあげて下さいといって，薬，消毒釜，ピンセッ

注6）中国で若い女性を指す呼称で，日本人はお手伝いさんとして雇っていた．

(4) 助産婦活動

①妊　婦

　妊婦と助産婦とのかかわりは，腹帯を巻くことから始まります．その後は妊婦に応じて診察の回数を決めていました．骨盤位で外回転術をした場合には1週間に1回とか頻回に診ていました．

②産　婦

　お産は会陰保護がしやすいように仰向けでしていました．分娩介助のときに最優先したのは会陰保護です．私たちは会陰縫合ができませんからね．待って待ってね．時間はかかりますが，会陰裂傷をおこして縫合したことはほとんどなかったです．ポンポン船で行った家庭分娩で，お産は近いけどもう少し時間がかかりそうな場合は，引き返して出直すのも難しいので，手を消毒して，会陰を伸ばしました．会陰を伸ばすと柔らかくなって，お産が早くなりましたね．

(5) バックグラウンド

　私の家は魚の行商をしていました．私は8人兄弟の6番目です．父は女の子が嫌いで，産まれてくる子が女だったら養子に出すことになっていたそうです．女子が産まれて，母がこの子が食べる分は私が働くからと言って泣きながら父を説得してくれたお蔭で，私は養女に行かなくてすみました．子どもの頃は勝ち気でお転婆でした．何か資格を取った方がよいと言われて，お金がかからない九州帝国大学医学部附属医院看護員養成科に行きました．九州帝国大学は，兵隊さんと同様に1年目は15銭，2年目からは22銭，お金をいただきながら勉強できたんです．卒業してそのまま附属医院で勤務義務年限である3年間勤務しました．その後，門司鉄道病院に就職しました．配属先が産婦人科だったので先生から講義を受けながら勤務し，2年後に福岡県庁で行われた産婆試験を受けて，産婆の資格を得ました．

　結婚して夫と一緒に満州に渡り長男を出産しました．子どもは，現地にいた高齢の日本人女性に取り上げてもらいました．産後には義母が手伝いに来てくれたので不自由なことは何もなかったです．満州での日本人の暮らしは

贅沢でしたね．家庭ごとにクーニャン[注6]（姑娘）を雇っていましたよ．

（6）活動当時の地域背景

　舗道された道というのはまったくなかったですね．当時は車はなく，交通手段は徒歩，走ることも多かったです．沿岸部には船（ポンポン船：小舟）で行きました．電話もありませんでしたから，お産が始まれば昼夜を問わずポンポン船で呼び（迎え）にこられます．それに乗って産婦の家に行ったものの，すでに陣痛が消えてしまっていて，そのまま引き返えしたり，お産は無事終わったけど悪天候でポンポン船を出すことができずに，産婦の家で1泊して翌日返ってきたこともあります．

　分娩料金は向こうが包んで（払って）下さるだけです．自分が生まれた故郷ですから，皆来てくださり，半ボランティアのようなものでした．お金を払えない方もいましたが，気の毒がってね，釣った魚とか持ってこられました．夫も商売をしていたので特に自分の生活に困るようなことはなかったです．

（7）思い出に起こるエピソード

　私が開業する前は，部落では，土間の上にむしろを敷いて，薄暗い中で出産していました．あるとき，お産は軽かったのに胎盤が出ないといって7kmくらい離れた部落の方が呼びにこられました．行ってみると，膣脱していて，それを取り上げ婆さん（無資格産婆）が娩出させようと一所懸命引っ張っておられたんですね．暗くってよくわからなかったのでしょう．産婦は苦悶していました．雨戸を取り外して産婦をその上に乗せて，急いで嘱託医のところに運びました．お蔭で産婦の命は助かりました．

　戦争のときはここも空襲がひどかったです．近くにバラック建ての海軍の兵舎がありました．終戦後海軍の兵隊さんが島を引き揚げるときに，軍医長さんが島の方のために使ってあげて下さいといって，薬，消毒釜，ピンセッ

注6）中国で若い女性を指す呼称で，日本人はお手伝いさんとして雇っていた．

トなど全部おいていって下さったんです．それを部落の方に使わせていただきました．本当はいけないことなんでしょうが，当時はあまりやかましく言う人はいなかったです．日本の兵隊さんが引き揚げられた後にアメリカの兵隊さんが来られて，防空壕の中にあった武器とか弾薬の処理をしていました．そのときに，爆風でアメリカの若い兵隊さんが飛ばされたといって，区長さんが走って私を呼びに来ました．履いていた下駄を途中で脱ぎ棄てて必死に走っていってみると，人垣の中で若い兵隊さんはすでに息をしていませんでした．このまま何もしないのも気の毒だと思って，軍医長さんに頂いていた薬を使って処置をしました．結局駄目だったんですが，それを見ていた他のアメリカの兵隊さんたちは少し落ち着かれてきて，最後にはお礼を言われました．区長さんも安心されたようでした．

　長崎県離島の開業助産婦は家庭での出産を扱うとともに，妊産婦の保健管理では，家族とも人間関係を良好に保ちながら妊婦の家庭環境や社会的背景をふまえての生活指導や保健指導を行っていた．また，異常が起こった場合は，近くに開業している嘱託医師（産婦人科医師とは限らない）と連絡をとり，適切な医療に結びつけていた．開業助産婦は，周産期における支援を中心に行いながらもその支援対象の範囲は広く，まさに地域でのプライマリヘルスケアの最先端を担っていたといえる．これらの活動を通して，開業助産婦は地域住民から専門知識をもった有識者として信頼され，称賛される存在であった．

文　献

的野圭志：五島の百年．郷土出版社，2002．

【大石　和代】

第5章 開拓保健婦の足跡

　わが国では戦後復興期から高度成長期までの期間，劣悪な生活環境や乏しい資源のもとで，都市部のみならず農村僻地においても活発な保健活動が繰り広げられ，その結果，目覚ましい衛生指標の改善がみられた．戦後，連合軍総司令部（GHQ）による公衆衛生・社会福祉・看護制度の大幅な改革以降，戦後復興期からの10数年間は，地域住民の健康を支える目的で配置された保健婦の身分や活動形態には多様なものがみられた．例えば，保健所保健婦，国民健康保険組合保健婦に加え，農林省（当時）に所属する開拓保健婦や本土復帰前の沖縄では，保健婦は「公衆衛生看護婦」と呼ばれ独自の活動形態をとっていた．保健所保健婦についても，保健所勤務に加え駐在制をとる地域もみられた．

　本章では，戦後復興期から高度成長期にかけた保健婦活動の中でも，とりわけ過酷な生活環境にあった開拓地における保健婦活動に焦点をあてる．これまでに記されてきた元開拓保健婦らによる手記（大西，1985；岩見，2010）を読むと，現在までに長い月日が流れ，農村地域を含めたわれわれの生活環境は大きく変化しているというのに，あっという間に彼女たちの世界に惹き込まれる．そこには，当時の開拓者の生活や開拓者に寄り添い続ける保健婦の姿が活き活きと語られている．降りしきる暴風雪の中，開拓者が開拓保健婦宅を訪ねる音．真夜中に，馬そりに乗り，開拓者宅に向かう保健婦の姿や遠い道のりを延々と徒歩で歩き続ける姿が，頭の中から離れなくなる．開拓保健婦とはいったい何だったのか，本章では開拓保健婦制度の概略，開

拓保健婦の活動を開拓保健婦の足跡としてたどる．開拓保健婦の生きざまともいえる活動から，後輩であるわれわれが何を考え，引き継げるのか問題提起としたい．

なお，2002年の保健婦看護婦助産婦法の改正により，「保健師」となっているが，本章では取り扱う時代背景のもとで「保健婦」と「保健師」という両者の表現を使用する．

1. 開拓保健婦制度とは

開拓保健婦制度とは，1947〜1969年までの22年間にわたり，厚生省の管轄する保健所保健婦等とは別に農林省（当時）が行った開拓事業の一環で配置された保健婦制度である．

わが国における開拓事業は明治時代にさかのぼることができ，難民救済，士族授産，重臣・豪商の資産形成等の目的をもって行われていた．北海道では1869年に開拓使の設置が始まり，北海道土地払下規則，北海道国有未開地処分法による開拓事業が行われていた．その後も1919年に制定された開墾助成法による開拓が行われ，1939年に農地開発法が制定された．国内開拓とは別に，1932年に始まる満州開拓が行われていた（鈴木，2000）．

第二次世界大戦が終結した後の1945年11月，農地開拓を緊急に実施する「緊急開拓事業実施要綱」（昭和21年1月25日付21開第32号）が閣議決定され，呼応した県が入植者の受け入れを開始した．これは戦後の混乱期の深刻な食糧不足を背景に，食糧の増産と土地を持たない次男・三男や満州からの引揚者，戦場からの引揚者など，職のないものに帰農させ，生活を確保させる失業対策として，いわば社会政策的に緊急措置として行われたものであった．「緊急開拓事業実施要綱」の第三の六には「帰農者ノ生活安定ヲ図ル為住宅ノ建設及交通・衛生・教育施設ノ整備等ニ関スル施策ヲ優先的ニ取扱フモノトス」という表現がみられる（緊急開拓事業実施要綱，1975）．開拓保健婦制度は，緊急開拓事業補助要綱および「入植者文化厚生施設補助要綱」（昭和22年9月6日付22開局第1423号）によって，1947年9月に農林省の

表 5-1　開拓保健婦の定員の推移

年次	1947	1948	1949	1950	1951	1952	1953	1954	1955	1956	1957	1958
定員（人）	180	221	306	306	291	291	291	289	286	281	278	278
年次	1959	1960	1961	1962	1963	1964	1965	1966	1967	1968	1969	1970[※1]
定員（人）	278	278	298	317	317	317	317	317	317	314	310	261

※1）1970年は厚生省に移管時の定数
（厚生省健康政策局計画課，1993，p. 239より一部引用）

所轄で設置された．文化厚生施設のひとつとしての開拓保健婦の設置は，「入植者の健康管理をし，開拓労働の充実を図るために保健衛生と生活改善の指導に重点を置き，併せてその地の文化指導も行う」という方針を持っており（坪田，1982），開拓保健婦は医療施設に恵まれない僻地に入植した開拓者の，保健衛生および生活改善指導を行うことを求められた．

表5-1（厚生省健康政策局計画課，1993）に開拓保健婦の年次ごとの定員の推移を示す．初年度であった1947年の開拓保健婦の設置数は180人で，1949年までに300人余りに増加し，その後は300人前後を維持していた．元農林水産省の鈴木一哉によれば，開拓保健婦の必要経費は，開拓保健婦が応急的に使用する薬品や衛生材料と合わせて，社団法人日本開拓協会に補助された．翌年度の1948年度からは必要経費が都道府県に補助されることになったが，その一部は日本開拓協会に委託して僻地巡回診療および救急薬品の購入等を行っている．開拓保健婦の身分が必ずしも道府県の正規職員とは限られていなかったため，それぞれの都道府県の事情により，定数外職員あるいは開拓農協，開拓連合会，開拓協会等の職員となっている者もあり，その状態は地域によっては10数年の永きにわたった（鈴木，2000）．戦前から開拓地で補助金を受け助産業務に従事していた拓殖産婆が兼務したり，開拓者の家族であった開拓保健婦たちも多かった．多くの開拓保健婦が活躍した北海道では，地元採用で現地駐在制であった．国の政策で誕生した制度でありながら，開拓保健婦の身分保障はなく，四半期に一度の補助金で賄われ，その支払いは滞ることもあったという．当時，開拓保健婦であった母を持っていた石城はその手記の中で「どんなに意欲があっても，生活を支える

人がいない人は，自分の収入で生活を維持することは困難だったようだ」(石城，1982)と述べている．1960年には全国開拓保健婦連絡協議会が設立され，主として国家予算獲得を運動として取り上げていった．北海道の開拓保健婦で全国開拓保健婦連絡協議会会長であった大西若稲が著書の中で「特に成果があったと思われることに，研修費補助，開拓婦人ホームの設立，保健婦活動費補助の増額，保健指導車の設置等があった」と述べているように，全国会の動きが活発化して，活動成果をみるようになった（大西，1985）．

農林省は都道府県に対し，定数内職員に編み入れるように指導を繰り返し，1962年には「開拓保健婦は都道府県の定数内職員に限る」とされ，ようやく身分が安定するに至った（鈴木，2000）．北海道では，開拓保健婦たちの長い闘争の結果，1955年以降から段階的に準職員として採用が行われ，開拓保健婦全員の身分が保証されたのは実に1961年となってからのことであった（大西，1985）．1964年に開拓保健婦設置事業要項（資料5–1；鈴木，2000）が制定されてからは，開拓保健婦の身分，職務，資格，配置場所等が一層明確になった．このとき，開拓保健婦が設置されてすでに17年が経過していた．しかしこの頃から，開拓営農振興要領の中で開拓事業が一般農政へ移行する含みが述べられており，開拓保健婦の身分移管への検討期へと入っていた．

戦後20年余りが経過する中で，開拓者の営農状況も改善し，所得の水準も一般農家に追いついていく．国は農業政策を転換させ，開拓行政として独自に行っていたものを一般農政に移行し，総合的な施策を講ずることとした．それに伴い，開拓保健婦制度も議論の上，廃止された．農林省農地局管理開拓拓殖課で保健婦の立場で活躍した崎川サン子は「関係方面と協議の上，慎重に検討の結果，開拓者を含めたへき地農山村における保健衛生活動の強化という要請にこたえるよう，一定の条件のもとで保健所保健婦制度へ移行することが最も適当であるという結論を得た」(厚生省健康政策局計画課，1993)と説明している．全国開拓保健婦協議会も農林省と話し合いを行っている．当事者である開拓保健婦たちの意向は当初「農村保健婦」として働きたいという希望を持つものが多かったが，話し合いの経過の中で，徐々に変

資料5-1　開拓保健婦設置事業要領

開拓保健婦設置事業要領について
昭和39年7月13日　39農地B第2653号（入）
改正昭和42年4月10日42農地B第1320号農林事務次官

　開拓保健婦設置事業については，別添要領が定められ，昭和39年度事業から適用されることになったので，実施にあたり遺憾のないようにされたい．なお，昭和36年3月31日以前から引き続きこの要領の第3に規定する職務に従事している者については，第3の規定にかかわらず，保健婦の資格を有するものでなくともその者が地方農政局長（北海道に当たっては農林省農地局長）がその職務を十分に遂行する能力を有すると認める場合には，この要領に基づく開拓保健婦と同様に取り扱うことができることとされたから了知されたい．（府県知事へは貴職から通知されたい．）以上命により通達する．

開拓保健婦設置事業要領
第1　趣旨
　開拓者の健康を保持増進させ，安定した明るい家庭生活を営ましめるために行う開拓保健婦設置事業の実施は，この要領の定めるところによる．
第2　職務
(1) この要領において開拓保健婦とは，開拓者に接して，保健指導に従事することを職務とする道府県の職員をいうものとする．
(2) 開拓保健婦は職務の遂行にあたっては開拓地の立地条件および開拓農家の実態を把握し，次の事項に指導の重点を置くとともに，開拓農民の保健衛生を指導徹底する場合に附随的に考慮しなければならない生活部面の指導をもあわせて行うものとする．
　①衛生思想の普及および向上に関する事項
　②栄養の改善に関する事項
　③住宅，水道，下水道，清掃その他の環境の衛生に関する事項
　④母性および乳幼児の保健に関する事項
　⑤結核，成人病，伝染病，そのほかの疾病の予防に関する事項
第3　資格
　開拓保健婦は，保健婦助産婦看護婦法（昭和23年法律第203号）による保健婦の資格を有するものでなければならない．
第4　配置
(1) 開拓保健婦の配置については，各開拓保健婦につき担当区域を定め，常時その担当区域内の開拓農家の保健指導に当たらせるものとする．
(2) (1)の担当区域は，既設の医療施設からの距離が4キロメートル以上である開拓地に限ることとし，各開拓保健婦の担当開拓のうち戸数が原則として100戸以上となるよう1または2以上の担当区域を定めるものとする．
(3) 開拓保健婦は，第2の職務を遂行するために，最も適当な最寄りの道府県出先機関に常駐させるものとする．
(4) 道府県知事は毎年2月20日までに次年度の配置計画書（別紙様式1）を地方農政局長（北海道にあっては，農林省農地局長）に提出して協議するものとし，その後において変更を生じたときは，1ケ月以内に地方農政局長に報告するものとする．
(5) 道府県知事に開拓保健婦を道府県本庁（北海道にあっては支庁を含む）に常駐せざるを得ない場合には，地方農政局長の承認を得なければいけない．

第5 研修
(1) 開拓保健婦の資質の向上と指導力の強化をはかるため中央研修および地方研修を行うものとする.
(2) 中央研修は,毎年1回農地局主催で実施し,地方研修は,毎年1回以上地方農政局主催(北海道にあっては農林省農地局主催)で実施するものとする.
第6 都道府県の開拓保健婦に対する指導
　道府県知事は,開拓保健婦に対し,次の(1)から(3)までに掲げる様式例にもとづき実施可能な範囲における業務の計画を樹立せしめるとともに(4)に於ける様式例により活動状況を記録させ,効果的な業務の推進を図るものとする.
(1) 開拓地保健および生活指導計画(年間)‥‥(様式例1)
(2) 開拓地保健および生活指導計画(月別)‥‥(様式例2)
(3) 日割指導予定　　　　　　　　　　‥‥(様式例3)
(4) 保健婦活動記録　　　　　　　　　　‥‥(様式例4)
第7 報告
(1) 地方農政局長は,毎年2月末日までに開拓保健婦設置計画書(別紙様式1)を農林省農地局長へ提出するものとする.
(2) 開拓保健婦は次の(イ)から(ハ)までに掲げる報告書を作成して,道府県知事に提出するものとし,道府県知事はこのうち(イ)の報告を取りまとめて開拓保健婦業務年俸(別紙様式2)を作成し,(ロ)及び(ハ)報告書と合わせ各一部を毎年5月末日までに地方農政局長(北海道にあっては農林省農地局長)へ提出するものとする.
　(イ)開拓保健婦活動状況報告(年報)2部‥‥(様式例5)
　(ロ)開拓地罹病統計(年報)2部　　‥‥(別紙様式3)
　(ハ)開拓地出産死亡統計(年報)2部　‥‥(別紙様式4)
第8 助成
　国は,道府県に対し開拓保健婦設置事業に要する次の経費につき入植営農関係事業補助金交付要綱(昭和42年7月15日42農地B第2292号)に定めるところにより補助する.
(1) 俸給および諸手当
(2) 旅費
(3) 指導装備費
(4) 指導事務費
(5) 第5の研修に要する経費　(様式　略)

(鈴木, 2000)

表 5-2 1970年度における開拓保健婦関係予算要求概要（農林省に計上し厚生省に移管）

科　目	1人当要求額（年額）	摘　要
1. 給与費 　　基本給 　　寒冷手当	円 716,472	補助率　34/100 保健所保健婦要求単価に同じ，国家公務員医療職俸給表（三）3-12（本俸，扶養手当，暫定手当，調整手当，通勤手当，特別手当） 保健所保健婦要求単価に同じ
2. 調査費	20,000	同上
3. 事業費	76,618	活動旅費，研修旅費，指導事務費，参考図書購入費
4. その他	127,135	開拓地に駐在する場合の加算経費である． （連絡旅費，指導用消耗品費，軽四輪車維持費）

（鈴木，2000）

化し，「農村保健婦として存続したい」（42％），「保健所保健婦として働く」（43％），「生活改良普及員として働く」（7％），「そのほか」（8％）という結果となっていた（大西，1985）．

　1970年4月にそれまで農林省の管轄であった開拓保健婦に関する事務は厚生省に移管され，開拓保健婦の名称は消えて，保健所保健婦となった．表5-2に開拓保健婦の保健所保健婦への移管に伴う予算要求の概要（鈴木，2000）を示す．全国開拓保健婦協議会会長として農林省との折衝を行っていた大西は「厚生省への嫁入り道具としての保健婦活動車63台分の予算を見ることが出来，厚生省への身分移管については移管年度は昭和45年度（1970年度）単年移管として，移管定員261人，条件としては，開拓農家に対する現地指導密度が低下することのないように必要に応じて地区担当制，または駐在制を実施するというものである．（中略）当時，保健所保健婦予算の約10倍の予算であり，活動車63台もそのまま移行した」（大西，1985）と語っている．

2．開拓保健婦はどんな存在だったのか

　図5-1（鈴木，2000）に開拓地への入植者の状況を示す．1949〜1953年

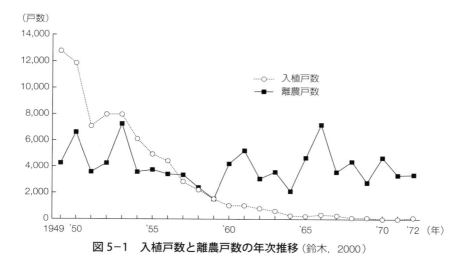

図5-1 入植戸数と離農戸数の年次推移(鈴木, 2000)

までの初期においては新たに入植する者の数も多かったが，同時に離農する数も多く，過酷な開拓地での生活がいかに困難なことだったかを伺わせる．

山間高冷地で厳しく困窮した環境にある開拓地で，ぎりぎりの生活をしていた，そんな開拓者たちにとって，開拓保健婦たちは「生活上の相談相手であり，産婆であり，医師であり，栄養士であり，民生委員でもあり，教師であり，そして保健婦であることを期待されていた」(中野，2003). わが身をかえりみない献身的なかかわりから，開拓保健婦が開拓者から「山の女神」と敬慕される存在であったこともよく知られている (坪田，1982；厚生省健康政策局計画課，1993)．1958年，道庁の依頼で開拓地を視察した暉峻博士は無謀な開拓政策の中で，「…悪路を克服しつつ開拓農家を訪問する保健婦活動はヒューマニティを表徴するものとして喜ばしい…」と高く評価した (小島, 1986a)．

前出の崎川は開拓者の営農確立までを初期 (開墾，建設等による土地基盤の整備をはかる)，中期 (営農の振興をはかり，経営内容の充実をはかる) および後期 (経営の規模拡大をし発展をはかる) の3つの時期に分けて，開拓保健婦に求められた業務にも変化があったと述べている (崎川，1970)．崎川は，「初期においては（中略）開拓者の衣食住はいずれも貧しく，罹病の

態様としてはそれらに起因する栄養失調，結核，気管支炎，寄生虫，トラコーマ，手開墾による負傷などが多くみられ，そのための救急処置，栄養失調の防止対策としての食生活改善，共同炊事，台所の改善，家族計画，家族簿記，地区組織の育成など広範囲にわたる指導を余儀なくせざるを得なかった」と語り，「中期においては（中略）開拓者の生活状態もやや安定の兆しをみせ，初期における救荒食料の調達の域を脱して，自給体制整うにともない，バランスのとれた食物の摂取に意を用い，過労による疾病防止などに主力を注いだ」としている．開拓者の所属水準がかなり高まった後期においては「一般農家と同様，農業人口の他産業流出などの問題もあり，後継者の育成と家庭内における人間関係，疾病構造の変化に伴い，成人病，精神衛生，農夫症など併せて生活環境整備の充実に重点を置いて指導してきた」のだと説明している．

　初期における過酷な医療活動についてのエピソードは，多くの開拓保健婦によって語られている．開拓保健婦は，当初無医村での勤務が多かったこともあり，昼夜の区別なく開拓者の相談にあたった．日中は家庭訪問に，夜間や日曜祭日も「保健婦さんはいつ寝るの？」と住民からいわれるぐらいであり，急患や分娩介助に呼ばれる24時間労働が重なったという（小島，1987d）．開拓保健婦の手記の多くに，活動の初期においては，応急手当や助産活動に対する住民のニーズが深刻であり，現実には医師法に定められた医療行為を越える場合も生じた葛藤の日々が綴られている．筆者がインタビューを行ったある元開拓保健婦Aさんは，赴任したときに小学校の校長が保健婦を開拓者に「お医者さんだと思ってなんでも相談しなさい」と紹介したことを語ってくれた．助産技術を持っていたAさんは赴任直後に後産が出ない産婦への助産が成功するなどで，開拓者に「Aさんは役に立つ人」と伝わり，開拓者と仲良くなったという．Aさんは「助産や応急手当，虫歯の処置等もずいぶん行い，あらゆることをしました」と語っている．

　開拓者たちは，まずはなんでも保健婦に相談にやって来たり，迎えに来たという．開拓保健婦であった本多ちゑは自らの手記の中で「医師まで行かずなんとか保健婦で間に合わせたいのです．心苦しさはあっても，とにかく応

急手当をし,医師に連絡すべきもの,自宅で様子を見るものを判断しました」と語っている(本多,1982).そこには経済的に厳しい生活を強いられている開拓者たちの生活をよく知るだけに,何十キロも離れた医師ではなく,何とか保健婦で間に合わせたいという必死の思いをくみ取らざるを得なかった,開拓保健婦たちの切ない覚悟があったのである.

3. 開拓保健婦が行った実態把握

開拓保健婦たちの手記には「足で歩く」「足を棒にして家庭訪問に毎日が明け暮れる」「足で歩くしか方法がない」「最初はまず廻ってみる」といった表現が散見される.表5-3に開拓保健婦1人当たりの担当地区数,戸数,行動半径を示した.満足な交通手段もない中,悪路だらけの広大な開拓地で移動することがどれだけ大変かを伺い知ることができるだろう.北海道の原野の中,何十kmも徒歩や自転車で移動する際は,野生の熊との遭遇などの脅威もあり,言わば命がけの訪問でもあった.彼女たちのアプローチ方法の基盤となったのは何と言っても,住民のもとに足を運び,保健婦という存在を認めてもらうことへの努力であった.開拓保健婦たちは家庭訪問をもとに,一戸一戸の開拓者家庭の健康台帳を整備していった.前述のAさんは,家族単位の台帳づくりは,どういう人がどんな生活をしているのかを把握するための出発点だったと語っていた.

1950年代に入ると,開拓保健婦たちは開拓民の生活実態調査に取り組むようになる.北海道の開拓保健婦たちも生活実態調査,営農実態調査,農夫

表5-3 1965年度における開拓保健婦1人あたり担当地区数,戸数および行動半径

区分	北海道	東北	関東	北陸	東海	近畿	中国四国	九州	内地	全国
担当地区数	6.9	14.1	12.0	21.5	5.7	10.8	8.0	33.9	15.0	12.5
担当戸数	154	298	337	360	188	232	141	583	312	263
行動半径(km)	21.1	33.0	24.5	30.1	35.0	37.1	37.8	52.3	34.1	30.2

(鈴木,2000)

症症候調査等をし，開拓者の健康総点検に全道一丸となって取り組んだという記事がみられる（水野，1982）．1986年1月〜1988年4月にかけて保健婦雑誌に「開拓保健婦に看護のルーツを探る」という連載記事を掲載していた小島は開拓保健婦たちの実態調査にもとづいた働きかけに関するエピソードを紹介している．そのエピソードのいくつかを紹介しよう．

1）鶴居村の市川幸枝保健婦

　釧路から北へ34kmのところにある鶴居村に赴任していた開拓保健婦の市川幸枝は「開墾という重労働と栄養不足の食生活により，母子保健問題（母乳不足による乳幼児の発育不良，乳児死亡，異常分娩等）を引き起こしている．この悪循環を断ち切るには，開拓者自身が健康についての問題意識が必要で，そこからしか健康な生活を目指す姿勢は生まれない」と結論づけた．市川保健婦は既存の農家と開拓農家を比較調査し，開拓農家には既存の農家に比べて乳幼児をもつ家庭の比率が高く，健康状態についてもどの疾患においても2倍強の罹患状況であった結果を，1955年に「不振開拓農家の保健面からの観察」としてまとめた．市川保健婦は調査結果を教材にして，開拓者の妻たちと話し合い，開拓夫人の組織化について奔走したのであった（小島，1987a）．

2）歯舞村の加藤正子保健婦

　根室半島の東端にある歯舞村の開拓地を担当していた開拓保健婦の加藤正子は，家庭訪問の都度，労働に追われ続ける主婦をみて，労働に耐えうるだけの休養がとれているかと疑問をもち，開拓主婦の生活実態を前後2回に分けて1年かけて把握し，調査した．開拓地では「炊事・育児・掃除・洗たく・買い物・裁縫を担当するほかに，主婦は男性と共に農耕・家畜飼育など農作業に従事し絶対的な働き手となっていた」．開拓地住民の睡眠時間は多忙な農繁期では夫が6時間13分に対して妻は5時間35分となっており，開拓主婦の睡眠不足は相当なものであった．この調査結果は北海道内の新聞でも取り上げられ「開拓主婦は疲れている」というタイトルで紹介された．加藤保

健婦はその他，休養時間や子どもの数，食生活，衣生活，保健衛生，家計簿の記帳などの生活実態を調査し，この調査結果をベースに保健計画を立て，家族計画を中心とした母子保健や食生活改善等，婦人会とともに活躍したという（小島，1987c）．

　開拓保健婦たちは日々の活動から得ていた気づきを住民の生活実態調査という手段を用いて，調査結果を根拠として示し，住民たちに改善を働きかけていった．調査結果を開拓地の婦人たちと共有し，住民たちと問題解決に挑むその行動力は具体的な生活改善につながっていく．時には新聞などのマスコミを巻き込み，話題性を利用しながら開拓地や社会に問題提起をしていく姿は戦略的でもある．

　開拓保健婦たちが行った実態調査は，後年になって開拓地の住民の生活が変化するようになってからも継続して行われている．例えば，92人の北海道開拓保健婦たちが1967年に行った北海道開拓者の健康調査では，全開拓戸数の約12分の1を占める2,772人を対象とし，農業従事者に特有に表れる農夫症（コラム参照）と経済的な生活背景や家族の人間関係などの情意的生活背景などの関連を調査した（北海道開拓保健婦一同，1970）．調査結果から，北海道農家の平均生計費と比較し開拓者家庭の生計費は約60％とかなりの格差がみられた．農夫症得点が高いものに高血圧症や消化器疾患などの慢性疾患の基礎疾患を有するものが多いこと，女子に有病者が多いことが示された．農夫症得点が高いグループほど生活の苦しさを訴える割合が高かった．約60％が健康に対する不安を訴えており，特に僻地性が高く，医療機関が少ない，営農の不振地区に高率であったことを示した調査結果は，当時一般農政へ移行しようとしていた開拓地における健康問題が未だ解決しておらず，継続的な働きかけを必要とすることを示す開拓保健婦たちのメッセージであったといえよう．

コラム　農夫症とは

　農夫症とは，長期間農業に従事した農民にみられる一般的な症候群で，広く日本の農民に多発してきた疾患である．①肩こり，②腰痛，③手足のしびれ，④夜間の頻尿，⑤息切れ，⑥不眠，⑦立ちくらみ・めまい，⑧腹部膨満感など雑多な症状のうち，いくつかが常時またはときどきあり，一般には単なる疲労と考えて診療を受けない場合が多い．その原因として，長期間にわたる日常生活のストレスの積み重ねが考えられ，高血圧などの循環器疾患のほか，胃炎や胃潰瘍，リウマチや神経痛などが隠されている場合が多く，精密検査が必要である．なお農家の主婦にも多くみられ，農婦病ともよばれる．1955年に長野県佐久総合病院の若月俊一によって体系づけられ，これを農民の予防医学的啓発に役立てる目的から，前述の8つの症状のうち，1カ月間に常時あるものには2点，ときどきあれば1点として合計7点以上になれば農夫症とする，一般向けの判定法を発表している（日本大百科全書）．

4．開拓保健婦が取り組んだ生活改善

　当時の開拓者の厳しい生活状況を支える開拓保健婦が扱う課題は，狭義での保健指導に限定されるものではなかった．むしろ「保健指導」以前の住民のもつ生活課題全体から取り組まざるをえなかった（坂本，2005）．開拓保健婦たちは，補助金のみでは生活できない開拓者の栄養補給と現金収入を目的に，鶏や山羊・めん羊の飼育など，営農指導員・生活改良普及員と連帯して活動を行った．開拓保健婦たちは，時に結婚や離婚の相談役なども努めた．小島によるインタビュー記事では，開拓保健婦だった酒匂俊子は，嫁いでくる女性がいないので開拓には30歳を過ぎた青年が多くみられ，放置すれば離農につながると考え，後継者育成を決意して20年間結婚斡旋に奔走，79組のカップルを実らせたと語っている（小島，1986b）．開拓保健婦が「各戸の借金の額も知っていた」というエピソードもよく語られ，これらはまさに，開拓者の生活を丸ごと見ていることを象徴するわかりやすい例だといえ

よう．もう少し開拓保健婦たちが取り組んだ具体的な生活改善の取り組みについて紹介しよう．

1）北海道上川地方の山上キミ保健婦

1950年に北海道上川地方の開拓保健婦だった山上キミは，開拓保健婦として初めに取り組んだこととして次のようなことをあげている．「開拓地では風呂のある家が少ないため，不潔になり易く，どの開拓地に行っても，子どもたちは皮膚病で悩んでいました．そこで，風呂づくりの啓もうに取り組んだのです．やがて，ドラム鑑や露天風呂が，川端に点々と設置されました．（中略）次は，栄養を考えた食生活の啓もうです．山菜や馬鈴薯の食べ方，栽培した菜種から絞った油や山羊乳を活用するなど，食生活の改善にも積極的にアプローチしました．多産多死の防止に向けての夫婦同伴の家族計画学習会は，雨の日や夜間をあて，農作業に影響させない配慮で開拓地を廻りました．」（小島，1987e）

2）岩手県の小岩トキ保健婦

以下は岩手県の助産婦・保健婦の綴る昭和史にまとめられたエピソードである（小岩，1998）．岩手県の開拓保健婦だった小岩トキは，立地条件の悪い荒地を開墾しているため，収穫が少なく，営農が遅々として改善されない劣悪な状況にある開拓農家を「赤ちゃんのミルクは，1日何gでビタミンがどうの，カルシウムがどうの」と1件1件訪問したことで，どうなるものではないと語っている．小岩保健婦は「開拓農家は既存農家と違って，これまでの保健指導だけで救われないことを痛感し，営農指導も併せて行い，生活水準を引き上げ，それによって保健の向上を図ろうという考え方から，まず生活を少しずつでも安定させるため，基本的問題を重視した」という．例えば，栄養失調の子どものために山羊の飼育を勧めるにも「『最近，子ヤギの生まれた家はなかろうか』と子ヤギのいる開拓農家に出向き，橋渡しの役目をする．また，一方では乳牛の導入資金の融資方法について相談にのり，指導して乳牛の飼育をやらせ，現金収入を増やして，栄養剤の一つも買うよ

うに仕向ける．このとき，あくまで営農指導員の協力を求め，乳牛飼育管理まで指導してもらう」のであった．

　開拓保健婦たちは開拓地の住民の生活全般にわたる改善なくしては健康を守ることはできないという信念から，さまざまな生活改善に働きかける．家庭の経済を安定させるために営農に関する働きかけも惜しまなかった．営農指導員や生活改良普及員との連携や協働については，その必要性の高さと農林省管轄の職員として同僚に近い存在にあったことも推進の要因だったと考えられる．

　時には泊まり込みながらの開拓地訪問を重ねるうちに，開拓者と保健婦の連帯は深まり，開拓地に精神的にも経済的にも多少のゆとりが出てくると，開拓婦人の組織化が積極的に行われていく．北海道の開拓保健婦が率先して行っていた開拓婦人会の事業内容は，「積立貯金の励行，時間の励行，廃品回収及び羊毛の集荷，鼠昆回虫シラミの駆除，家族計画，食生活改善など生活に根をおろしたもの」（水野，1982）であった．

　岩手県の開拓保健婦だった岩見ヒサも手記（岩見，2010）の中で婦人結成とその運営について次のように語っている．

　開拓課からの指示もあり，また，あらゆる指導の面からもその必要性を痛感させられ，1958年春から準備にかかり，1959年春までにようやく全地区に婦人部の結成をみた．しかし，運営は非常に難しくて困った．中心となる人も少なく，また民主的な会議などまったく知らない婦人たちは，なかなか発言をしなかった．「おらあはあ，どうでもようござんす」という言葉にどれほど泣かされたことか，そして，この言葉とどれほど闘ったことかである．

　会議の運営，会則の原案作成，審議，役員の選出をはじめとして，その後の運営にも保健婦である私が立ち合い，協力し，説明してようやく婦人部らしい形態ができ上がった．最近では皆さんが活発に発言するようになり，時には発言しすぎて争いそうになりそうなこともあった．

前出の市川保健婦は，1957年に開拓婦人会を発足させた．「毎月定例研修会を持ち，保健所から保健婦と栄養士，釧路市長から生活改良普及員らの応援を求め特に開拓住民の健康をどう確保していくかについて学習を重ね」た．市川保健婦と開拓婦人会は健康相談，月に一度の研修会，年一度の研修旅行，姉妹部落との交換研修など，多彩な事業計画をたてて取り組んだ．開拓婦人会は農業組合に所属して健康管理とともに経営管理にまで参画するなど，その取り組み姿勢は積極的であったという．1963年には，開拓婦人会は自らの手で栄養調査にも取り組む．共同作業で結果を図表化して検討し，熱量，ビタミン類，カルシウムが極端に不足していることを全員で確認し，自家製野菜（特に緑黄野菜）を積極的に利用するために計画的栽培をすること，ビタミンB_1不足を補うため強化麦の利用を申し合わせ，野菜の計画的栽培については農業組合の役員と協議してその時から実践に移していった（小島，1987b）．

　1963年，補助事業として「開拓婦人ホーム」があちこちに建設され，「開拓保健婦の活動拠点」として，勉強会などの集会の場として活用されることとなった．勉強会を中心にして生活改善，保健活動や文化研修など地域づくりへと展開していった（厚生省健康政策局計画課，1993）．

　当時，こうした開拓保健婦の活動を「生改保健婦」と揶揄するものもあったようだが，北海道開拓保健婦会の会長として指導力を発揮した大西保健婦は自著の中で「現地で入植者に深く接するほど人間が健康に生きるための問題が見えてくる．それは当然で，入植者がおかれている条件のすべてが問題になるのである．例えば肉体的過労，出産，育児，貧困と疾病の悪循環，精神的な不安…開拓保健婦はその人々の生命を脅かす因子を探り出し，その一つ一つを取り除く援助活動を業務としているために，その活動が多岐にわたるのは当然のことであったが，この幅広い生活指導という点について顰蹙をかっていたのである」（大西，1985）と語っている．しかし，開拓保健婦たちは，開拓者の生活に密着する中で，開拓者生活のすべてを背負ってかかわってきたことに，迷いはなかったのである．

5．開拓保健婦の足跡から学ぶもの

　1969年に廃止された開拓保健婦制度であるものの，保健婦雑誌では1982年に3回にわたり，開拓保健婦の活動を振り返る特集を組んでいる．そのタイトルを紹介すると，「北海道開拓保健婦の足跡　住民と共に生き共に働き」（医学書院，1982a），「生活を根っこで支えた活動　栃木県那須地区の開拓保健婦に学ぶ」（医学書院，1982b），「現在の保健婦が見失ったもの　北海道開拓保健婦の足跡に学ぶ」（医学書院，1982c）とある．1982年はおりしもその後の保健婦活動の大きな転換点の1つとなった老人保健法が施行された年であった．特集記事では，開拓保健婦たちと当時の開拓保健婦たちと接点があった後輩の保健婦たちによる思い出が交互に語られている．また，第1弾の特集記事から，現代に生きる後輩の保健婦たちが学んだことについての第2弾の特集が組まれた．後輩の保健婦たちは開拓保健婦たちの活動をある種，羨望のまなざしで見つめ，翻っては「次第に住民との接触が希薄となり，住民の声を聴かなくとも保健婦活動ができていくことに焦り」を感じた思いを語っている（荒谷，1982）．1993年に発行された「ふみしめて五十年－保健婦活動の歴史－」（厚生省健康政策局計画課，1993）においても，「常に開拓者の側に立って開拓者と共に行政と対面したところに，開拓保健婦こそ看護の原点に立っての取り組みであった」という表現がみられる．これらの表現からは，開拓保健婦たちが開拓者たちと物理的にも精神的にも密着して，命と生活にかかわるやり取りを続け，開拓者からの絶大なる信頼を得ていたことへの，同じ看護職としての羨みのような感情を読み取れる．

　さて，前述の特集記事が出された年からさらに30年余りの年月が経過した現在，われわれは開拓保健婦たちの活動をどう受けとめればよいのだろうか．開拓保健婦が活動していた時代と現在とでは，その時代背景は余りにも異なっている．戦後復興期から現在に至るまで，保健師たちは，変化し多様化する住民の健康課題に対応するために，年月をかけてさまざまな保健事業やしくみを整えてきたといってよいだろう．しかし，皮肉なことに，保健事業やしくみが整っていく一方で，増大する事業をこなすうちに，住民の生活

から遠ざかり，活動への手ごたえ感はなくなっていく．開拓保健婦たちが描く生き生きとした開拓者たちの暮らしの記述を目にすると，今の私たちが住民の暮らしをここまでリアリティをもって描くことができるのかと問われるような後ろめたさがある．確かに現在に生きる住民の暮らしや健康課題は多様であり，複雑であり，そして見えにくい．しかし，貧困問題や広がる健康格差，相次ぐ自然災害などで住民の命や生活が脅かされている現実から，住民の健康を支えることを生業とする保健師にとって，地域の住民の命と生活のリアリティを知ることの重要さには変わりがない．開拓保健婦の活動が，時代を越えてなぜわれわれの心を揺さぶり続けるのか，その答えは筆者の中でもまだ明確なものとなっていない．しかし，開拓保健婦たちが実直に粘り強く積み上げていった，泥臭いまでに住民に寄り添い続けた姿勢は，時代を越えても，地域で活動する保健師が失ってはならない特性だと思えるのである．

文　献

荒谷光子：生活の中にある健康問題を支える．保健婦雑誌，38（11）：896-898，1982．
北海道開拓保健婦一同：北海道開拓者の健康調査－開拓保健婦の立場から－．保健婦雑誌，26（11）：31-38，1970．
本多ちゑ：役に立とうと使命感に燃えて．保健婦雑誌，38（1）：32-34，1982．
医学書院：特集　北海道開拓保健婦の足跡　住民と共に生き共に働き．保健婦雑誌，38（1），1982a．
医学書院：特集　生活を根っこで支えた活動　栃木県那須地区の開拓保健婦に学ぶ．保健婦雑誌，38（10），1982b．
医学書院：特集　現在の保健婦が見失ったもの　北海道開拓保健婦の足跡に学ぶ．保健婦雑誌，38（11），1982c．
石城赫子：母として，先輩として……あなたに限りない讃歌を．保健婦雑誌，38（1）：10-13，1982．
岩見ヒサ：吾が住み処ここより外になし－田野畑村元開拓保健婦のあゆみ－．萌文社，pp.58-108，2010．
小岩トキ：辺土の断層　七　生活水準引き上げへ．pp.25-26（畠山富而編：岩手県の助産婦・保健婦の綴る昭和史．1998．）．
小島ユキエ：評価された開拓保健婦制度．保健婦雑誌，42（9）：768-769，1986a．

小島ユキエ：開拓者の生活を支えて．保健婦雑誌，42（10）：846-847, 1986b．
小島ユキエ：考える賢い農民づくりをめざして．保健婦雑誌，43（9）：772-773, 1987d．
小島ユキエ：保障のないなかで昼夜住民のために奔走．保健婦雑誌，43（2）：124-125. 1987a．
小島ユキエ：開拓主婦の生活実態調査．保健婦雑誌，43（8）：692-693, 1987c．
小島ユキエ：白髪に開拓保健婦の歴史を偲ぶ．保健婦雑誌，43（12）：1066-1067, 1987e．
小島ユキエ：保健婦活動の原点を見る思い．保健婦雑誌，43（3）：198-199, 1987b．
厚生省健康政策局計画課：ふみしめて五十年-保健婦活動の歴史-．日本公衆衛生協会，1993．
水野優子ほか：北海道の開拓と保健婦活動．保健婦雑誌，38（1）：14-21, 1982．
中野潤子：昭和に活躍した保健婦-消えていった開拓保健婦・公衆衛生看護婦・国保保健婦-．保健婦雑誌，59（8）：770-775, 2003．
日本大百科全書（ニッポニカ）：https://kotobank.jp/（2017年5月22日現在）
農地改革資料編纂委員会編，農政調査会：「緊急開拓事業実施要綱」収載資料．農地改革資料集成 第3巻，pp. 294-301, 1975．https://rnavi.ndl.go.jp/politics/entry/bib00681.php（2017年5月22日現在）
大西若稲：さい果ての原野に生きて-開拓保健婦の記録-．日本看護協会出版会，1985．
坂本真理子ほか：戦後復興期から高度成長期における保健婦活動の取り組みの特徴-発展途上国への活用に向けて-．愛知医科大学看護学部紀要，4：9-16, 2005．
崎川サン子：開拓保健婦の厚生省移管について．保健婦雑誌，26（7）：57, 1970．
鈴木一哉：我が国における開拓事業のあゆみ-とくに開拓保健婦の役割-．開拓保健婦奮闘記第一巻「自治体に働く保健婦のつどい」（1992年5月3日）資料集，公衆衛生看護研究所，2000．
坪田静子：北海道の開拓保健婦-歴史的な背景-．保健婦雑誌，38（1）：50-56, 1982．

【坂本真理子】

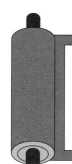

第6章
戦後沖縄の地域保健
― 人材確保と定着化をめざして ―

　沖縄は第二次世界大戦後，日本とは異なる保健医療システムの発展を遂げてきた．その理由は，日本に復帰した1972年までの27年間，沖縄が米軍の間接統治下であったためである．アメリカ合衆国の影響を受けた，戦後沖縄の地域保健行政は主に3つの特徴に分類される．第1期は米国民政府（United States Civil Administration of the Ryukyu Islands：USCAR）下での琉球政府行政主導期（戦後1945～1972年），第2期は日本政府下での県行政主導期（1972～1997年），第3期は地域保健法施行による地方分権下での市町村行政主導期（1997年～現在）である（表6－1）．

　本章では，戦後沖縄の第1期から始まる保健医療行政がどのようなものであったか，特に当時の制度が沖縄の地域保健の向上にどのように寄与したかを記述する．また第2～3期は，沖縄が日本の"標準化"に倣うべく，如何に努力し，時に遭遇する困難を克服していったのかを分析する．

　地上戦で多くの資源を失い，経済の貧困，知識の貧困，人材の貧困に陥った沖縄．そこでは保健医療人材，施設，物質，情報などが絶対的に不足したにもかかわらず，どのように知恵を絞り工夫を凝らした活動をして困難を乗り越えてきたのだろうか．戦後沖縄で柔軟に展開された地域保健活動の諸経験に裏打ちされた知恵を紐解くと，課題の多い現代日本の地域保健事情の悩みを解決するためのいくつかのヒントがみつかるはずである．

表6-1 戦後沖縄の特徴（第1～3期）

	第1期（1945～1972）米軍間接統治	第2期（1972～1997）日本の標準化	第3期（1997～現在）地域保健法施行
行政	USCAR, 琉球政府	沖縄県	沖縄県
保健婦（師）の所属	政府職員	県職員	市町村職員
保健	・保健所法 ・看護婦養成学校法公布 ・公衆衛生看護婦の駐在制 ・沖縄県寄生虫予防協会発足	・保健婦助産婦看護婦法 ・保健婦の駐在制（存続）	・駐在制廃止 （市町村保健師設置）
医療	・医師自由開業制度 ・開業医師歯科医師配置公布 ・琉球政府立病院の建設 ・介輔制度（離島，僻地，地域限定） ・公費医学生留学制度 ・国費医学生留学制度 ・日本政府派遣医師団	・介輔制度（存続） ・医師卒後臨床研修（中部病院） ・自治医科大学の県出身者の入学 ・琉球大学医学部医学科設置	・介輔制度自然消滅 （～2008年）

1. 第1期：戦後の保健医療事情とUSCARの取り組み

　戦後沖縄は米軍の統治のもと行政機関として1951年に琉球臨時中央政府が発足，同年9月の対日講和条約調印により，沖縄は正式に日本の施政権から離れた．翌年4月，対日講和条約と日米安全保障条約の発効とともに，琉球政府が発足し，沖縄は米軍の間接統治となった．その間，琉球政府の自治はUSCARが許す範囲でしか認められなかった．

　沖縄は日本で唯一，米軍対日本軍の地上戦があったため，多くの住民が巻き添えになった．また，土地や建物も破壊され，病院や診療所などの医療施設も戦後は皆無の状態であった．そのような中，マラリア，フィラリア，結核，赤痢，コレラなどの感染症が疾病の主流であった．そこで琉球政府は1951年より保健所を各地域の中核に設立し，感染症を防圧する中枢機関としての役割を果たすのみでなく，当時は指定医療機関として治療サービスを提供する役割も果たしていた．その後，疾病構造は1960年代半ばから感染症に代わり生活習慣病が増加しはじめ，1970年代以降は，現在と同様，生活習慣病や高齢化社会に伴い，高齢者に係る疾患が主流を占めるようになった．

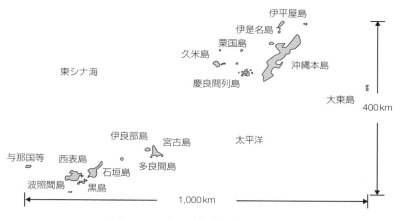

図6-1 琉球列島（沖縄）の地図

1）保健医療人材が最大限に活きた5つの仕組み

　沖縄県は160の島嶼からなり（うち有人島は49島），沖縄本島と橋等で連結されている11島を除く，38の島が有人の離島と位置づけてられている．これらの離島が東西1,000 km，南北400 kmの広大な海域に点在しており（図6-1），保健医療行政機関が如何に地理的条件を克服して，離島や僻地の住民に保健医療サービスを提供するか大きな課題であった．

　戦後の保健医療人材不足に加え，サービスを必要とする住民に対して地理的ハンディを背負いつつも，本土とは異なる保健医療制度の発展をたどった沖縄ではあるが，その地域保健活動でみられる仕組みと知恵は，現場の課題解決のために組織と人材が柔軟な体制で対処していた事例があるからこそ，数々のヒントが得られるであろう．それは限られた保健医療人材に対して，そのサービスの質と多様化が求められていること，またコミュニティが地理的つながりから機能的つながりに変わってきた現代日本における地域保健現場でも応用可能である．

　それでは，戦後沖縄の保健医療セクターにみられた5つの特筆すべき事項について解説および分析をする．

(1) 地域限定の医師「介輔」

　終戦直後の沖縄には，医師がわずか64人しか残らなかった．その数は戦前の3分の1であった．1946年に米国軍政府[注1]は「官営医療制度」を実施し，すべての医師を公務員にして，まず公的な医療サービスを整備した．しかし，1951年にUSCARが医師の「自由開業制度」を許可した結果，開業医が都市に集中，また病院で働く医師が必要となるに従い，離島・僻地が無医地区になっていった．そこで，離島・僻地の診療所で働く医療人材不足を解消する暫定的な手段として1951年に制定したのが「介輔制度」であった．同年USCARは，医師助手を「医介輔」，歯科医師助手を「歯介輔」とする布令を公布して，「介輔制度」を確立した．介輔制度とは，戦時中に元衛生兵として治療行為をした経験があったり，医師のもとで医療行為の補助をしたことのある医師助手などの経験がある者に対して，地域と技術を限定すれば医療行為を地域住民に施してもよいとする制度である．その資格付与のために該当者に対して2週間の研修機会を与え，認定試験に合格した者に対して介輔の資格を与えた．その結果，126人の介輔と35人の歯介輔が誕生した．介輔たちは，ほとんどが医師のいない離島や僻地に配置され，医療行為に制限はあるものの，離島や僻地の人々になくてはならない存在となった（**写真6-1**）．1955年，琉球政府の医師法で，介輔は一代限りとされたたが，同制度は日本復帰後も特例として存続し，2008年に最後の介輔が閉業するまで存続した．

　介輔たちが地域に根ざした医療活動ができたのは，主に3つの理由があげられる．1つめは，離島や僻地に医師がいなかったためである．特に第1期において離島や僻地の診療所で働く医師はほぼ皆無であった[注2]．2つめは，介輔による医療行為は地域を限定したためである．すなわち，介輔という

注1）1945年4月，米国軍は本島上陸と同時にまず米国軍政府を設立した．沖縄の長期的統治のため，1950年12月に米国民政府（USCAR）となり，1972年の沖縄返還と同時に閉庁した．
注2）1960年の本土医師派遣制度や台湾・韓国の医師招聘制度により，一部の離島僻地診療所にて医師が勤務することがあったが，定着しなかった．

第6章 戦後沖縄の地域保健―人材確保と定着化をめざして― 109

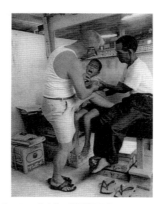

写真6-1　介輔の活動写真（小川, 2000a）

身分は，原則として離島や僻地といった地域医療に限定した制度であった．3つめは，介輔の勤務地の多くが本人あるいは伴侶の出身地であったために，その地に定着するケースが多かったためである．例えば，診療所における平均勤務年数は，介輔が16年であるのに対して，医師は2年弱であった（Ogawa, 2003）．このように，介輔たちは，医療行為そのものと活動地域に制限はあるものの，離島僻地に根づいた継続的な医療サービスを提供し，地域住民から絶大なる信頼を集めるなど，離島や僻地の住民の生活になくてはならない存在であった．

（2）生命を衛る魂「公衆衛生看護婦」[注3]

　公衆衛生看護婦の仕事とは「一般住民（公衆）の生命を守る（衛生）看護活動である」（金城, 2003）．当時の公衆衛生看護婦（日本復帰後は「保健婦」に改称）による活動は，集団検診，健康相談，衛生教育，結核患者の家庭訪問と療養指導などであった．

　米軍の間接統治下であった沖縄では，1950年にUSCARが「保健所法」を

注3）沖縄が日本に返還（1972年）される前までの保健婦の名称，Public Health Nurse を直訳した呼び名．

公布し，翌年以降，沖縄全域に合計7カ所の保健所が設置された．保健所を開設するにあたり，新しい看護領域として，公衆衛生看護に携わる人材の確保のため，USCARは「看護婦養成学校法」を公布し，臨床看護婦，保健婦，助産婦の養成を始めた．その中でも地域保健活動には「公衆衛生看護婦」が従事することとし，保健所よりもさらに住民に近い位置に（"住民の暮らしと共に"）居住し活動できるよう，市町村に駐在する制度を開始した．このように，公衆衛生看護婦たちは琉球政府の厚生局（後の沖縄県環境保健部）の中枢から継続的に離島僻地に派遣されて地域保健の実務に従事した．

戦後の沖縄社会では，女性が住民に貢献する職業は憧れの職業であった．公衆衛生看護婦の免許は，高校卒業後に看護教育を3年間受けたのち，1年間の公衆衛生看護婦教育を受講し，双方の国家資格を取得した者に授与された．当時，看護教育や公衆衛生看護婦教育は，全員が政府の奨学金を授与していた．そして，看護婦は卒後3年間は指定病院に，公衆衛生看護婦は卒後2年間は離島僻地に勤務することが義務であった．

公衆衛生看護婦は地域住民の健康の向上のために献身的に働くなど，地域保健業務の心得である『十二の原則』[注4]を徹底的に教えられた．その内容は以下のとおりである．

①いかなる公衆衛生看護事業をする場合でも，事業を始める前にその地区の要求している問題を研究し，その地区に適した事業を計画しなければならない．また，事業を開始した後も社会に対する適応性を定期的に検討しなければならない．
②公衆衛生事業は孤立した事業ではなく，地区の代表者によって後援されなければならない．
③事業は宗教的，政治的干渉を受けることなく，また地区の人々にこれを強要したり干渉すべきではない．

注4）「十二の原則」は，1859年，看護婦による訪問看護事業の創始者であるイギリスのウィリアム・ラスボーン氏が起源である．その後1936年にアメリカ合衆国のメアリー・S・ガードナーによって書かれた「公衆衛生看護学」に記載され普及した．

④事業は地区のすべての人々のために行われなければならない．
⑤公衆衛生事業の公の責任は，地区の公衆衛生事業の指導者でなければならない．
⑥事業の記録は保存されなければならない．
⑦他の施設との連絡協調を必要とする．
⑧公衆衛生看護婦事業に携わる者は，保健婦の有資格者でなければならない．
⑨個人，家族および社会の人々の衛生教育は保健婦の重要な任務である．
⑩職業倫理を守らなければならない．
⑪保健婦のための継続した教育が計画されなければならない．
⑫勤務時間を定める必要がある．

　1つの事業に12の原則をすべて活用するのでなく，事例ごとにいくつかの原則を用いるなど，自分の実施している事業がこの原則の理念にかなっていれば，「これでよい」と自信が持てるものであった．

　公衆衛生看護婦の駐在制度は，保健所の設立とともに，駐在する者の身分と琉球政府の国家公務員と定め開始した．当時，保健医療サービスを離島僻地まで網羅するには，厳しい地理的条件に加え，交通機関は未整備状態であり，さらに多くの人々の生活は貧しかった．そのため，サービス提供者である公衆衛生看護婦がサービス受給者の住むコミュニティ内に居住し，"誰一人として取り残さない"民主的な保健医療活動を推し進めていった．離島僻地に勤務する公衆衛生看護婦は，原則として各市町村役場内に事務所を構え，一方，役場から遠い勤務地では，民家を間借りした場所を駐在所とした．そこで働く公衆衛生看護婦は，人口の少ない地域および僻地などはそれぞれ1人，多いところは複数名配置された．また，事業の拡大とともに駐在所や派遣される公衆衛生看護婦数も増加した．

　公衆衛生看護婦が駐在する土地の多くは中枢機関である保健所から遠く離れた地区であった．配置された公衆衛生看護婦は，一定の地区を担当し，その地区に必要な事業を各自が計画し実施した．そのため，保健所は，管轄地域の離島や僻地に駐在する公衆衛生看護婦に対し定期的な業務調整をしたり，医師や公衆衛生看護婦管理者による指導体制を整えて支援した．一方，

保健所の機能は，疾病予防事業（予防接種，検診，在宅治療など），母子保健事業および所内における治療機関としての役割も担うなど拡大・強化していた．

一方，駐在する公衆衛生看護婦は市町村の行政および地区の長または婦人会などの社会資源である組織団体の事業に参加し，地域保健事業の意義と活動内容をともに考え，役割を分担し連携を深めた．また，事業に必要な組織がない場合は新たに育成した．

当時の沖縄にて公衆衛生活動が順調に進んだのは，地域住民が，あるいはその当時の社会が必要としていたサービス形態であり，さらに公衆衛生看護婦の高い身分（国家公務員）であったためであると考えられる．一方，公衆衛生看護婦らに対して，保健所，厚生局といった上層の行政機関からのしっかりした後方支援と精神的な支えがあったためであるといえよう．琉球政府職員として地理的に孤立した離島僻地で新卒で赴任しつつも，住民のことを第一に思い，日々担当する地区住民の保健業務に従事できたのも，精神的に孤立を感じず，精力的な地域保健活動ができるように上司から支えられているという安心を感じたからであろう．

例えば，琉球政府厚生局の看護課長であった金城妙子氏は，定期的に離島僻地に駐在する公衆衛生看護婦たちを訪問し，現場で指導と支援をして公衆衛生看護婦を労った．離島僻地で１人奮闘する部下の公衆衛生看護婦たちには，こう語ったという．

「私は，あなた方（公衆衛生看護婦）の身分や健康問題を守るから，あなた方は住民の健康を守ってちょうだい」

それぞれの市町村で働く公衆衛生看護婦たちは，月に一度，管轄保健所で開催された定例会議に集い，担当地区の保健問題や住民の事例を発表しあい，さらに年１回は全地区の公衆衛生看護婦の研究発表会が実施され（現在も継続），問題解決の糸口を学ぶことにより，互いに職能人としての刺激と知識を獲得する機会が設けられていた（写真６−２）．

第6章　戦後沖縄の地域保健―人材確保と定着化をめざして―　113

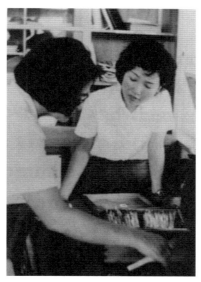

写真6-2　僻地の駐在保健婦と指導する看護課長（小川，2000b）

(3) 現場職員を見放さない「行政官」

　琉球政府は医療を整備する一方で，保健所を拠点に保健活動にも力を入れた．行政組織の責任ある後押しのもとで活躍したのが公衆衛生看護婦であった．前項で琉球政府厚生局の看護課長による公衆衛生看護婦たちへの鼓舞の言葉を紹介したが，その他，公衆衛生看護婦の駐在先となる市町村を時折訪問し，町村長以下，お伺いをたてるなど，コミュニティでの受け入れ体制を着実にこなしていった．また，離島僻地への派遣後も公衆衛生看護婦の教育研修を継続的に実施した．さらに公衆衛生看護婦ひとりひとりの生活や家庭の事情など，個人的なライフステージに合わせた人事配置を実施した．そのおかげで，市町村に駐在する公衆衛生看護婦はいかなる環境のもとでも安心して働く心構えが備わった．

　以上のような公衆衛生看護婦の駐在制度にみられる特徴は，「行政のオーナーシップ」が鍵であったと平良健康氏（元沖縄県保健医療統括監）は分析する．

「公衆衛生看護婦は地域社会の住民に対して，大変責任感にあふれた熱意のある活動を展開していました．そのひとりひとりの責任感，それから行政の責任感，それが丁度一体になり，市町村の行政や地域社会の人々と共に，地域保健活動として，成果に結びついていったと思います．当時の琉球政府の行政としての責任，今日的な意味では『行政のオーナーシップ』が琉球政府での地域保健が成功していった特色といえるのではないかと思います．」（Ogawa, 2009）

また平良氏は，行政によって医療（治療）と保健（予防）の双方の活動が両輪のごとくバランスよく実施されていたところに戦後沖縄の保健医療セクターのひとつの特徴をみることができること，そして当時の方策は今日のような生活習慣病の時代にあっても，対人サービスの原型として意義深いと分析している（小川，2000a）．

オーナーシップとは，担当業務を"自分自身の課題"と主体的に捉え，強い情熱と責任感を持って取り組む姿勢のことであり，また与えられた職務や使命に対する自発性，経営に対する当事者意識を持つことである．琉球政府厚生局の行政官らは，地方で勤務する部下，すなわち公衆衛生看護婦による地域住民の生活と命を衛る活動に対して「感謝」と「誇り」の念を抱き，決して遠隔地にいる彼女らを見放してはいなかった．

(4) 官民諸活動の収束「寄生虫予防協会」

戦後沖縄では，住民の健康増進に必要な地域保健事業であっても，行政の手が回らず実施できない活動が多々あった．そのような中，民間主導で展開する，官−民の win−win 関係の事業があった．農村における寄生虫対策の必要性を痛感した薬剤師の屋嘉勇氏が，1961 年に私設の「琉球寄生虫検査所」を設立し，保健所や衛生研究所の技師などの協力を得ながら，検便検査を行うとともに，官民の医師らの協力も得て，学校，市町村，婦人会，そのほかの各種団体への衛生教育も実施した（小川，2003a）．同研究所は，1963 年には財団法人「沖縄寄生虫予防協会」に発展し，1965 年から 5 年間にわたって実施された寄生虫撲滅キャンペーン「寄生虫ゼロ作戦」を主催し，その中

核的機関となった．地元新聞社，ラジオ局，テレビ局など，マスコミとの共同事業として「寄生虫ゼロ作戦」を企画し，沖縄で初めての包括的なマスメディアによるキャンペーンとなった．ラジオ番組「寄生虫ゼロ作戦の道」が長期シリーズで放送され，島民の関心を集めるなど，マスコミの力によって寄生虫問題が大きな社会問題として取り上げられる契機となった．また，同作戦では住民への情報提供を重視し，地域や学校で医師や公衆衛生看護婦によって年間250回に近い健康教育や映写会などの寄生虫予防に関するイベントが開催された．その際，ゼロ作戦の進捗状況を報告し，その成果を共有することで，住民の参加意識を高める効果もあった．同作戦の結果，検便料などの公費負担が承認されるなど，民間の活動が政策へと反映された．

2．第2期：日本復帰後の特別措置による諸制度の存続

　第2期は，1972年に沖縄が日本に復帰し，日本の一都道府県として"標準化"をめざす期間である．同期間に，行政官の一人二役，公務員が公務で網羅できない業務を，民間組織の一員として一人二役をこなした事例について紹介する．

1）官民2つの顔

　沖縄返還後，小児科医師である保健医療行政官が沖縄の子どもたちの健康のために乳幼児健診を普及させたいと考えた．しかし，小児科医の数が未だ少なく，困っていた．

　「小児科の専門の先生が少ないところで，どうやって一般の公費で負担をする乳幼児健診をするのか（…中略…）当初は全ての小児科医師が積極的に参加するという方法を取り，自分たちで契約の内容も作り，県知事と小児保健協会長との契約を結びました．公務の終わる5時半になりましたら，行政職員が一生懸命になって健診の日程表を作り，市町村との連携を取り，それから健診に参加する人たちの日程調整をしました．市町村はそれに基づいて，住民に呼びかけをしたり，健診会場を準備したりしました．そういうことで，

乳児・乳幼児健診がスタートしたのです.県から委託されて実施しますから,委託費が入ります.その委託費を,時には離島の乳幼児健診の費用に充てました.」(小川,2003b)

ちなみに同事例は一人二役,公務員としての勤務時間にはその業務に従事し,勤務時間外には民間組織(この場合小児保健協会)にて同職能を用いた仕事に従事し,双方から報酬を受け取る仕組みであった.これを Coping Strategy といい,人材不足の諸外国で見受けられる公私二役を演じる仕組みでもある.本戦略により小児科医不足を自ら"解消"し,乳幼児健診の実施の普及を通じて,沖縄の子どもたちの健康に寄与したのであった.

2)復帰後の保健医療人材に対する特別措置

その他,前項でふれた介輔制度や保健婦[注5]の駐在制は他の都道府県には存在しないが,諸活動が評価され,沖縄県復帰対策要綱として閣議決定し,現状維持することができた.その大きな理由は沖縄特有の介輔や駐在保健婦が撤退し,日本本土の制度をそのまま導入した場合(日本への"標準化"),地域保健医療サービスが空洞化することを危惧したためである.すなわち,離島僻地の診療所で勤務する医師は絶対的に不足していた点,琉球政府の身分で離島僻地に派遣される駐在保健婦制度の組織的活動の継続が必要であった点,さらに保健婦を市町村雇用することに対して市町村の理解に歳月を要した点などが,いまだ課題であった.

日本復帰後も地域保健法施行の1997年まで,駐在保健婦制度が地域に根づき,通算45年間継続し成功であった理由について当事者らの意見を紹介する.

(1) 公衆衛生看護婦の駐在制度が成功した理由(小川,2000b)
新里厚子:その当時の社会が求め,必要としていた制度だったから.

注5)1972年の日本復帰時,「公衆衛生看護婦」の名称は他の都道府県と同様の「保健婦」に改称された.

与那原節子：まず第1に，自分がやらなければいけないんだ，という姿勢，その次に大事であったのは家族の理解と支えがあったから．
福盛久子：先輩が住民から大変大きな信頼を得て，「保健婦」っていうと，「あ～！」というような社会的な地位が認知されていたから．
金城英子：公衆衛生看護婦にとって仕事がしやすいような組織が地域にあったから．

(2) 金城妙子行政官について関係者の語り（小川，2000b）

公衆衛生看護婦の駐在制度を統括した金城妙子行政官（元琉球政府厚生局看護課長）について元部下たちに尋ねた．
与那原節子：私は上司（金城氏）から「ねえ，どんなにしたらいいと思う」というふうに，常に耳打ちされた．上司は自分1人の決断というのは，あまりしない方．自分の考えとしてそれをまとめて，上司なり，関連機関なりに，持っていらっしゃった．
仲里幸子：関係機関をとっても大事にした．市町村だけでなく，看護協会，医師会などの職能団体との連携は常に持っていた．また，よく人を活用した．問題点を明確にした上で，それをそれぞれ役割分担というのをはっきりさせて実行に移した．その人の適正をいろいろ考えながら，研修や講習会など，さまざま受けさせた．そのため，それなりに問題を解決するリーダーが育っていった．

金城妙子行政官，公衆衛生看護婦を統括する立場として，常に配慮したことは「保健婦だけでなく，さまざまな立場の人が一致団結して事業を進めるようにし，また人事は公平に管理した」点であった．

コラム 「公看魂」とは何か

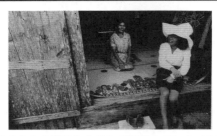

公看さんは"人々の暮らしと共に"活動していた（小川, 2000b）

　戦後沖縄の離島僻地で地域住民の健康向上のために活躍した公衆衛生看護婦．彼女たちを支えたのは「公看魂（公衆衛生看護婦としての精神）」であったと言われている．地域住民のために貢献することができる，保健師としてのプロフェッショナル精神と行動力．この「公看魂」とは何かについて，公衆衛生看護婦として戦後沖縄で活躍した方々は以下のように語る．

1. 「奉仕のある人が公衆衛生看護婦になりなさい」と，最初の公衆衛生看護婦の講義でケーザーさん（ジョセフィン・ケーザー）が言った．この言葉が「公看魂」．
2. 地域のために，目一杯自分は仕事をしている．自分は公衆衛生看護婦であるという，その意識と使命感，プロとしての精神．
3. 義務と感じず，住民のために働くことにより，自分がとても喜ぶ，その気持ち．
4. 私たちが培われた先輩からの影響や教育．
5. 誠実，真心で精一杯話をすること．いくら知識と技術があっても，心がない人はだめ．いい母親，いい女性，いい人間であること．

3．第3期：市町村行政主導期の地域保健法のもとで

　近年，少子化・超高齢社会において，生活習慣病の増加と住民のニーズの多様化，生活環境問題への個々の意識の高まりの中，いかに健康保持をめざすかという効率的対策が求められている．第3期では住民の保健福祉サービスを提供する人材確保が市町村長の責務となり，1994年に「保健所法」が廃止され，新たに1997年「地域保健法」が制定された．それを機に，沖縄では県派遣の「駐在保健婦」制度が廃止され，離島僻地で働く保健婦は，かつての県職員から全面的に市町村雇用の「市町村保健婦」となった．市町村保健婦は市町村の保健法センターを活動拠点にして，多様化する地域のニーズに対応するために，生活習慣病や高齢者対策などに取り組んでいる．

1）保健師を対象としたアンケート調査結果からの「地域保健法」前後の比較

　2002年，「地域保健法」施行から5年後に沖縄県内の市町村保健師を対象にアンケート調査を実施した（小川，2016）．全市町村保健師218人中72人より回答（33.0％），うち25人（34.7％）が「駐在制」の経験者であった．同25人に対して，保健師の「駐在制」と「市町村雇用」の強みと弱みを尋ねたところ，駐在制の強みは「中央（県，保健所）との強い連携」による「アドバイス，仕事の共有，人事交流」などができる点であり，弱みは「一律のサービスになってしまう」点であった．一方，市町村雇用の強みは「長期的に事業展開化できる」反面，弱みは「移動が少ない分，視野が狭くなる，マンネリ化，県から見放された感」がある点であった（表6−2）．

2）ベテラン保健師へのインタビューより

　1950年代より駐在保健婦の現場経験と市町村保健師の指導経験がある計3人（現在退職）に対して聞き取り調査をした（2016年9月実施）．彼女たちによると，現在（市町村保健師）は，地区全体をみる機会が薄れてきたという．それは保健師が地区担当でなく，業務担当制度になったからである．国への報告がノルマとなり，事業中心で業務が縦割りとなっている．一生懸命業務

表6-2 現場の保健の考える「駐在保健婦」と「市町村保健婦」の強みと弱み

駐在保健婦	
強み	弱み
・経験豊かな専門職の管理者が保健所にいて、直接指導を受けられた ・保健所とのパイプ役になり、人事交流ができた ・村としては駐在保健師の分、人員確保ができた ・新しい風、情報を持ってきてくれる ・3〜5年任期なので、目標を立てやすく集中できる	・一律のサービスしかできなかった ・市町村の特徴が見えにくい（画一的になりやすい） ・定着しにくい

市町村保健師	
強み	弱み
・市町村の総合計画を受けて思いきった活動ができる ・継続して事務の持つ市町村の問題を把握し、より深く考えられる ・人事異動がないので長期的に事業展開ができる ・皆がずっと同じ保健事業に携わるので評価しやすい ・長期視点、計画の保健事業展開 ・市町村の自立	・移動が少ない分、方法論や企画力が固定化 ・視野が狭くなるかも、研修なども行きづらい ・事業を進める上で他機関との連携がとりにくい ・市町村により格差が出る ・保健所とのつながりが弱くなっている、県から見放された感じ、あまり協力が得られない ・業務量が増え、事務的なことも増えて、個別支援がかなり減っている

を遂行しているのだが，地域全体をみるゆとりがない．また，現場での情報共有の機会が少ないため，達成感が得られにくい仕組みにもなっている．さらに社会情勢も変わり，以前は地域や世帯内の結束力が強かったが，今は勤務先も居住区外であるなどコミュニティの在り方が複雑多様となっている．その中で求められている力は，地域住民内のみならず，さまざまな専門家間のコーディネート力やデータ分析力である．市町村内に保健婦を束ねるような看護課（総括保健師）を擁立する，あるいは健康増進課に保健師すべてが所属し，情報共有できる仕組みをつくる．保健師の数を増やす，事業を増やしたら人も増やすようになることをベテラン保健師たちは望んでいる．

4．沖縄の経験の現代的意義

1）地域限定の保健医療スタッフの養成－介輔の事例より－

　戦後沖縄は，米国統治下で日本と異なる保健医療システムが導入された．特に離島僻地の保健医療現場では，絶対的な医師不足から介輔に医療行為を，また公衆衛生看護婦に保健指導とともに限られた医療行為を許可し，時には出産の介助もするなど，現場のニーズを第一に考え地域住民の健康と生活を支えてきた．

　この事例を現在，保健人材が地域に定着するために応用できないであろうか．すなわち，都道府県単位で"僻地勤務"限定の認定書を発行し，保健人材の定着化を図る．それにより，地域住民と保健人材との信頼関係の長期的構築が期待される．このように現代日本の地域保健医療を支える人材として，介輔や公衆衛生看護婦のような保健・医療・福祉と幅広い業務をこなす人材の育成を地域限定で再考できないであろうか．

　アメリカ合衆国の「医師助手」（Physician Assistant：PA）は，介輔に相当する．PAは医師不足と医師偏在を背景に1965年にアメリカ合衆国にて発足した制度である．現在7万人余が全米にて従事している．その他，アメリカ合衆国では同年にナースプラクティショナー（Nurse Practitioner：NP）を導入している．現在全米に13.5万人が勤務しており，業務内容はPAと重複する点，例えば病状判断や検査処置の指示，処方などの医療業務的なことから，看護，介護業務まで幅広い．

　近年，日本でも国家戦略特区では地域限定でさまざまな規制を外し，新しい産業や雇用を生み出す政策が施行されている．例えば，「地域限定保育士」は，保育を担う人材不足に対応しようと創設されたものであり，保育士不足問題を緩和するねらいがある．幼児の養育のみならず，かつて沖縄で介輔の活動が暫定措置で認められたりしたように，現在の保健・医療・福祉分野での人材不足に，保健所長所轄のもと地域限定で意欲と知識のある人材の創出を考慮できないものであろうか．

2）人事の中央集権化－駐在制の事例より－

　現在，日本の地域保健は「地域保健法」以降，地方分権を重視する施策であるが，人事は中央集権（人事の広域連合式）で運営した方が保健師にとって幅広い経験とキャリアパスの機会を得やすく，プロフェッショナル精神を築きながら生涯かかわりやすくなるのではないか．戦後沖縄の「駐在制」では，公衆衛生看護婦（後の保健師）は琉球政府（のちに沖縄県）雇用であったため"中央"に人事管理された保健師たちは，離島僻地などの地域，中核（保健所），中央（県庁）と自らのライフステージに適した勤務地を申請し移動することができた．一方，現在の市町村における保健師の身分は，市町村雇用のため人事が固定化し他の地域に移動しにくい．併せて県や保健所との連携が希薄となり，より幅広い情報や体験，そして切磋琢磨する機会が限られてしまう．

3）誰一人取り残さない－行政官の事例より－

　戦後沖縄の保健医療事情は，感染症の蔓延に加え，保健医療人材をはじめとする各資源が極端に不足していた．概して行政官は住民の生活の現場で何が起こっているかに関心が薄いものである．例えば，途上国の保健医療行政官は，自国の住民の健康向上よりも援助国側との人間関係や供与される資源を着服することに関心を持つ者が多い（図6-2）．しかし，日米両軍から被害を受けた沖縄戦で疲弊した住民に対して，戦後沖縄の保健医療行政官たちは皆，同じ苦しみを味わった同胞として自分のことより住民の生活向上に努力を惜しまなかった．琉球政府の行政官たちは，沖縄住民の健康向上のために，ありとあらゆる手段を使って，USCARから資金援助を申請し，次々と効果的な保健医療に関する施策を実施していった．

　このように，当時の保健医療行政官の，「誰一人取り残さない」という意気込みを感じる「住民側に立った態度」は，特筆に値する．また，住民の中に入って日々の生活と健康向上のために尽力する公衆衛生看護婦たちが精神的に孤立させない強い絆で結ばれていたことも，当時の駐在制による地域保健事業が成功した大きな背景であろう．

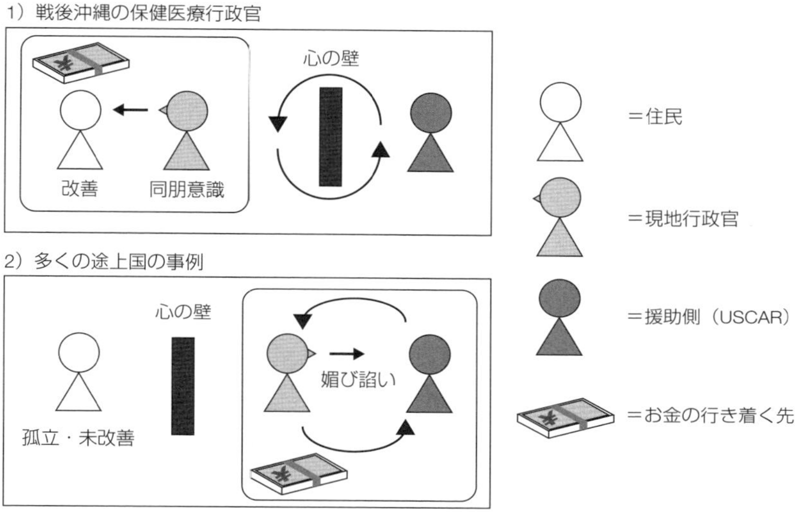

第 6 章　戦後沖縄の地域保健－人材確保と定着化をめざして－　123

1) 戦後沖縄の保健医療行政官

2) 多くの途上国の事例

図6－2　行政官の優先課題

　これらの事例からいえることは，地域保健事業を成功させるためには，保健医療サービス提供者間がいかに使命感を共有しあい，かつ住民（サービス利用者）に対して同胞意識をもてるかによるといえるのではないか．しかしその度合いは，沖縄戦という哀憐の経験を共有したという非日常があったからこそ強くなった感情であり，それを日常では実施しにくいものかもしれない．

4）官民の互助関係－寄生虫予防協会の事例－

　戦後沖縄の寄生虫予防協会は，行政の手が届かない寄生虫予防活動を行政にかわって見事に補完した．行政ができることには，人材や制度上限度があるが，寄生虫予防協会の中心人物である屋嘉勇氏は，USCARへの予算要求のために客観的なデータを集め，労働者が罹患する寄生虫によっていかに経済損失があるかを客観的な計算で説得材料としたり，当時のテレビ，新聞を巻き込んでマスメディア力を駆使したキャンペーンを実施し社会を動かした．民間と行政が互助関係になることができたのは，双方の組織に学校時代

の先輩・後輩の強い関係に助けられたという．しかし，寄生虫予防協会という組織そのものが実力をつけ，その後も時代に応じた民間組織への改組をする[注6]など，その時代の健康課題に取り組む組織として現在に至るまで柔軟に拡大・進化している．

　最近でこそ官民連携が推奨されるようになったが，いまだ日本は行政に過度に依存した社会サービスを提供する点は弱みといえないだろうか．そこから脱却し，行政・企業・NPOがバランスのとれた社会サービスを効率的かつきめ細かく提供する社会を実現する必要があろう．例えば，元ニューヨーク市長（ブルームバーグ氏）[注7]は，市民が地域レベルの活動に最大限かかわることができるために2つの財政資源を持っていた．つまり，市が抱えるさまざまな課題を解決するために，市の規程上採択できるものは市の財源を用い，もし規程上採択できないプロジェクトでも良い内容であれば市長が設立した民間財団で採択するといった，二枚岩の体制であった．とかく行政の公的予算は柔軟性に乏しく，市民のエンパワメントから乖離しがちである．しかし，かつてもニューヨーク市の事例は，行政と民間の双方の財政を上手く使いこなす点で柔軟かつ補完的体制で，地方自治体レベルにおける市民の保健医療に係るボランティア参加を促進する点でも，是非とも日本の行政にも普及したい取り組みである．

5）官民2つの顔－一人二役の事例より－

　小児科医である沖縄の保健医療行政官が，子どもたちの健康向上のために乳幼児健診を多くの市町村で実施したいと思い，沖縄県小児保健協会を設立した．そして当時，小児科医の専門医が少なかったため，行政の依頼文書を自らに認め，休日を利用して自らが乳幼児健診に携わっていた．このように，人材が不足しているからできない，やらないではなく，一人二役の仕組みをつくり，目的達成のために工夫をしていた当時の行政官らに敬服する．日常

注6）沖縄県寄生虫予防協会は，現在，沖縄県健康づくり財団に発展している．
注7）2002～2013年まで，計11年間，ニューヨーク市長を務めた．

生活の中で，割り当てられた仕事だけをこなすのでなく，業務の殻を破り，自らできることを貪欲に追及する態度は見習うべきであろう．

5．偶然か必然か－USCAR の志－

　戦後沖縄の地域保健医療システムは，限られた資源（ヒト，モノ，カネ，情報）の中で，当事者である沖縄の保健医療行政官やその関係者が目的達成のために知恵を絞って"やりくり"をしてきた賜物である．沖縄の公衆衛生看護婦事業は，地域に駐在して生活に密着し，保健活動をすべての人々に公平に提供するため，東京の GHQ から派遣されたジョゼフィン・ケーザーが同教育を開始し，次いでワニタ・ワータワースが同制度を考案した．前述のとおり，「駐在制度」は復帰後も地域保健事業の継続・強化が必要であった沖縄で，日本の標準化の波に呑まれることなく引き続き実施された．そして，地域保健法実施の 1997 年まで 45 年間も継続した制度である．

　戦後日本の再建のために日本に派遣された GHQ 職員はアメリカ合衆国のニューディール政策にかかわった人物が多かった．「ニューディール」とは，「新規巻き直し」を意味する．1929 年にはじまった世界恐慌に対し，1933 年からアメリカ合衆国のフランクリン・ルートベルト大統領の行った一連の政策のことを指す．大企業や銀行を援助し，農産物を買い上げて農民を保護し，また，労働者の生活を保障し，市民保全部隊を結成し開拓的な公共事業を促進した．ルーズベルト大統領の表舞台の代役に同夫人のエレノア・ルーズベルトが活躍する機会が多かった．数々の奉仕活動なども手がけたエレノア夫人は，それまで家にこもりがちなアメリカ人女性に，社会への貢献と精力的な参画，地域の向上（男女同等）をめざす勇気と自信を与えた婦人運動家，そして人権擁護の象徴として名高い．

　ジョセフィン・ケーザーやワニタ・ワータワースがこの開拓精神ある市民保全部隊の志を持ち，社会に貢献する女性の支援を奨励するために沖縄に赴任したかどうかは，まだ研究の余地がある．しかし少なくともすべての人に公平な健康の機会を提供するための公衆衛生看護婦の駐在制度を確立し，地

域社会の保健向上に貢献する女性を輩出した点は，結果的に共通しているといえる．沖縄の公衆衛生看護婦らの「モデル」であったジョセフィン・ケザー，ワニタ・ワータワース，金城妙子をはじめ，多くの公衆衛生看護婦たちが，彼女らからエンパワメント，すなわち自身の生活をコントロールし，決定する能力を開発していく力を享受し，その獲得したパワーをバネに，元来持っている女性の社会的制約を越えた活動を肯定，推進する原動力となったといえるのではないだろうか．

6. コミュニティ変容への対応

　戦後沖縄の地域保健の諸経験の中でも，社会の大きな変革に伴い，事情が異なる場合も多々ある．例えば，主要疾病が感染症から生活習慣病へと疾病構造が変わったり，情報社会の興隆に伴い誰でもどこでも簡易にあらゆる情報を入手することができるようになったり，さらには住民組織が地理単位の集団から問題意識単位の集団に移行した点などである．戦後沖縄の第1～2期の住民組織は，居住区の市町村における委員型，地縁型であったのに対して，第3期はライフステージ型，健康問題型といった，地理的な人の絆が必ずしも強くない集団形成にシフトしている（図6-3；小山，2010）．

　近年，行政機関に求められる姿勢に，Governance（ガバナンス：組織メンバーが主体的に関与を行う，意思決定，合意形成のシステム），Transparency（トランスパレンシー：業務の透明性），Accountability（アカウンタビィリティー：結果に対する説明責任），Responsiveness（レスポンシブネス：外的条件の急激な変化への対処能力）がある．この4要素で，戦後沖縄の地域保健事業の特徴を説明できるのが興味深い．

　行政官の"ガバナンス"により，中央職員が離島や僻地に勤務する職員に対して主体的に後方支援したり，月に一度の保健所でのケース発表会で，問題を共有して意思決定，合意形成を行うシステムが存在していた点，また公衆衛生看護婦の人事管理には公平に行われトランスパレンシーが高かった点，そして行政が実施困難な事業を，寄生虫協会が担い，その事業の必要性

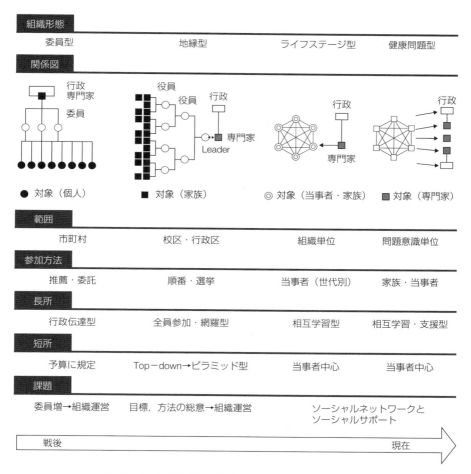

図6-3　住民組織の変遷（小山，2010より引用改変）

と実施結果についてアカウンタビリティをもって説明していた点，さらに人材不足のときには介輔という地域限定の医療人材を配置したり，一人二役の専門家多用を容認した点である．戦後沖縄の保健医療行政は，近年の世界基準の行政ないしは公共事業のあるべき姿をすべて満たすレベルであるのが意義深い．このように，沖縄をはじめとする身近な地域保健の「温故知新」により，現代の固定観念や常識を再考し，日本全国における地域保健の現場で

の諸課題を解決する機会になれば幸いである．

文献

金城妙子：原点をみつめて－沖縄の公衆衛生看護活動－．沖縄コロニー，2003．

小川寿美子（責任編集）：沖縄の保健医療の経験シリーズ「沖縄の疾病構造の変遷と行政の取り組み」DVD．国際協力事業団，2000a．

小川寿美子（責任編集）：沖縄の保健医療の経験シリーズ「沖縄の公衆衛生看護婦」DVD．国際協力事業団，2000b．

小川寿美子（責任編集）：沖縄の保健医療の経験シリーズ「寄生虫ゼロ作戦を開始せよ！～沖縄寄生虫予防協会の役割と発展～」DVD．国際協力事業団，2003a．

小川寿美子（責任編集）：沖縄の保健医療の経験シリーズ「明日の希望を育てるために～沖縄県小児保健協会の活動～」DVD．国際協力事業団，2003b．

Ogawa S: Okinawan Health Sector Human Resoruces Experiences since the mid-1940's and their Application to International Health. Final Report of University and Society Collaboration Research Project, Ministry of Health and Welfare, 2003.

Ogawa S et al.: Okianwa's Post-War Health Recovery and Development. Seizansha, 2009.

小川寿美子：地域保健人材の確保と定着の戦略－戦後沖縄の経験とその現代的意義－．保健の科学，58（12）：822-826，2016．

小山　修：住民組織の見方と活性化の方法．pp. 69-78．（松田正己ほか編：変わりゆく世界と21世紀の地域健康づくり　第3版．やどかり出版，2010．）．

【小川寿美子】

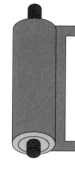

第7章 戦後日本における母子保健

1. 戦後から現代における乳児と妊産婦死亡率の現状

　第二次世界大戦後，食糧不足による栄養失調や劣悪な衛生環境のため，現在であれば治癒が期待できる肺炎・気管支炎や下痢性疾患などの感染症のため，多くの乳児の命が失われた（図7-1；母子衛生研究会，2008）．

　健康水準の指標である乳児死亡率（1年間の出生1,000人当たりの1歳未満の死亡数）をアメリカ・イギリスと比較して経時的にみると，日本では終戦直後は60.1（1950年）とアメリカ・イギリスに比べ2倍以上の高い水準であったが，その後急速に改善し，経済的には発展途上であった1960年代後半にはアメリカ・イギリスの水準を下回るようになり，2010年には世界でもっとも低い水準に達した（図7-2；母子衛生研究会，2008）．

　別の健康指標である妊産婦死亡率（1年間の出産数10万人当たりの妊産

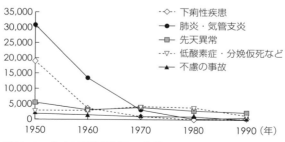

図7-1　主な死因別乳児死亡数（母子衛生研究会，2008）

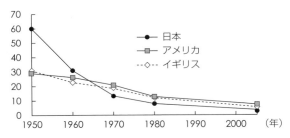

図7-2 日本,アメリカ,イギリスの乳児死亡率(母子衛生研究会,2008)

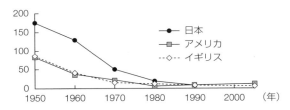

図7-3 日本,アメリカ,イギリスの妊産婦死亡率(母子衛生研究会,2008)

婦の死亡数)をみても,終戦直後は176.1(1950年)とアメリカ・イギリスに比して2倍以上の水準であったが,1990年代にはアメリカ,イギリスと同程度の水準まで改善した(図7-3;母子衛生研究会,2008).

2. 母子保健水準向上への取り組み

1)母子保健施策

　母子保健の指標が改善した背景に,どのような要因があったのだろうか.国内における母子保健施策を振り返ると,第二次世界大戦前に愛育班活動が設立され,戦時中に乳幼児健診・保健指導や妊産婦手帳制度(後の母子健康手帳)が創設された(表7-1).そして戦後,妊産婦・乳幼児の保健指導と疾病・障害を持った子どもの養育のための医療の給付として未熟児養育医療,育成医療,小児慢性特定疾患治療研究事業が実施された.保健所から遠隔地にあり,医療機関や助産施設に恵まれない農山漁村地域では,都市部に比べ,妊産婦死亡率や乳幼児死亡率が極めて高く,施設内分娩率も低い状態

表7-1 主な母子保健施策

年	施策
1934年	・恩賜財団母子愛育会設立，愛育班活動
1937年	・保健所における妊産婦と乳幼児の保健指導実施（保健所法施行） ・母子保護法
1940年	・乳幼児の健康診査や保健指導の全国実施（国民体力法）
1942年	・妊産婦手帳制度の創設
1947年	・厚生省に児童局新設，母子衛生課設置 ・児童福祉法公布
1948年	・母子手帳配付
1951年	・身体障がい児の療育指導
1954年	・育成医療
1958年	・未熟児養育医療と保健指導 ・母子健康センターの設置
1961年	・新生児訪問指導 ・3歳児健康診査
1965年	・母子保健法公布
1968年	・母子保健推進員制度
1969年	・妊産婦健康診査の公費負担制度
1974年	・小児慢性特定疾患治療研究事業（公費負担制度）
1977年	・1歳6か月児健康診査

にあったため，1958年から母子健康センターが設置されるようになり，市町村の母子保健事業の拠点として，妊産婦・乳幼児の健康管理，母親学級，家族計画指導，助産事業などが行われてきた（母子衛生研究会，2008）．

乳幼児の健康診査については，3歳児は幼児期の内で身体発育および精神発達の面から重要な時期であることから，1961年から3歳児健康診査が行われ，1977年度からは，歩行や言語等の発達の標識が得られるようになる1歳6か月児に対して，市区町村において健康診査が行われるようになった．

1961年から，抵抗力が弱いため疾病にかかりやすく，育児にもっとも注意を要する時期である新生児に対し，育児上必要がある場合に，医師，保健師，助産師等により新生児訪問指導が行われるようになった．1968年には，市町村長は，保健師，助産師，看護師または母子保健に関する事業について熱意のある者を母子保健推進員として，妊産婦等の実情を把握し母子保健に関する施策の周知を委託することができることとなった．現在も母子保健推進員は，愛育班員とともに，地域の母子保健を支える重要な活動を行っている．

産科医不足の改善や産科医療提供体制の確保を背景に，より安心して産科

医療を受けられる環境整備の一環として，分娩に関連して発症した重度脳性麻痺児とその家族の経済的負担を速やかに補償すること，脳性麻痺発症の原因分析を行い，同じような事例の再発防止に資する情報を提供すること，これらにより，紛争の防止・早期解決および産科医療の質の向上を図ることを目的として，産科医療保障制度が2009年に創設された（日本医療機能評価機構）．

　また，出産は病気ではないため，保険診療の対象とはならず，家族の経済的負担が大きいが，出産育児一時金として，子ども1人につき42万円が健康保険から支給されるようになった（厚生労働省）．産科医療補償制度に加入していない医療機関で分娩する場合や，在胎週数が22週未満の出産の場合の支給額は40万4,000円となる．勤務先の健康保険に入っており，妊娠・出産で仕事を休み（産前42日，産後56日），産後職場復帰をする場合，出産手当金として，給料の3分の2の金額が休んだ日給分支給される（全国健康保険協会，2016）．そして，傷病手当金は，重症妊娠悪阻や妊娠高血圧などで自宅療養が必要と判断された場合に適応され，仕事を連続4日以上休み，最長1年半給料が出ない場合に，給料の3分の2が支給される（全国健康保険協会，2017）．

　労働している女性を保護する観点からは，労働基準法の中で，妊娠中の女性および産後1年を経過しない女性を，重量物を取り扱う業務，有毒ガスを発散する場所における業務等に就かせてはならないこと，使用者は6週間（多胎妊娠の場合は14週間）以内に出産する予定の女性が休業を請求した場合，就業させてはならないこと，産後8週間を経過しない女性を就業させてはならないこと等が定められている（母子衛生研究会，2008）．

　そして，2006年の3月，妊産婦にやさしい環境づくりを推進するため，国民運動計画「健やか親子21」推進検討会において，「マタニティマーク」が発表された．マタニティマークを通して，妊産婦に対して理解のある地域環境や職場環境の実現，受動喫煙の防止，各種交通機関における優先的な席の確保等について，国民，関係機関，企業，地方公共団体，国がそれぞれの立場から取り組むことが重要であると，広く社会への呼びかけを行ってきた．

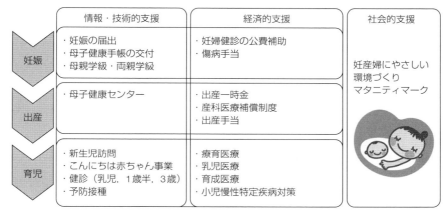

図7-4 母子保健に関する支援

このようにして，母子保健に関する支援は，情報・技術的支援，経済的支援，社会的支援等が拡充されてきた（図7-4）．

2）母子保健水準が改善した要因

独立行政法人国際協力機構（JICA）国際協力総合研修所の報告書において，日本における母子保健水準が改善した要因を分析した結果が，①社会経済的要因，②母子保健分野特有の技術的要因，③日本に特徴的なアプローチや活動の3項目に整理されている（表7-2；国際協力機構，2004）．例えば，社会経済的要因としては，教育，生活，医療水準の向上，国民皆保険の導入など，母子保健分野特有の技術的要因としては，妊産婦・乳幼児健診や母親学級などの各種母子保健施策や施設分娩の推進，周産期医療レベルの進歩などがあげられている．そして，日本に特徴的なアプローチや活動として，保健師や開業助産師などの女性専門職の活動，母子愛育班や母子保健推進員などの住民参加活動，母子健康手帳制度，母体保護法（旧優生保護法）の制定，農山村における助産施設（母子健康センター）の整備，母子保健統計の整備などの取り組みが紹介されている．

制度があっても現場の実践が伴わなければ取り組みは機能せず，現場が努力しても制度や予算的裏付けがなければ取り組みの継続が困難となる．日本

表7-2 母子保健水準が改善した要因

要因	要素
①社会経済的要因	教育,生活,医療水準の向上,国民皆保険の導入など
②母子保健分野特有の技術的要因	妊産婦・乳幼児健診や母親学級などの各種母子保健施策や施設分娩の推進,周産期医療レベルの進歩など
③日本に特徴的なアプローチや活動	保健師や開業助産師などの女性専門職の活動,母子愛育班や母子保健推進員などの住民参加活動,母子健康手帳制度,母体保護法(旧優生保護法)の制定,農山村における助産施設(母子健康センター)の整備,母子保健統計の整備など

(国際協力機構,2004)

においては,母子保健サービスへのさまざまな取り組みが行政の枠組みの中で制度・予算化されるとともに,現場で実践されてきたことが,母子保健水準向上の成功要因の1つだと考えられる.そこで本章では,海外でも注目されている母子健康手帳の国内外での取り組みと,成功事例として知られている地域活動の中から,農山村で母子保健の向上に貢献した住民主体の母子愛育班活動と乳児死亡率ゼロをめざして挙村体制で取り組んだ沢内村での活動の実践例を紹介し考察する.

3) 母子健康手帳
(1) 母子健康手帳とは

日本における母子健康手帳の歴史は,1942年に妊産婦手帳として始まった.その名称は,戦後1948年に母子手帳に改訂され,1966年に母子健康手帳に改称された.

母子健康手帳の利点は,公的な情報がまとめられていること,妊娠中から出産育児までの一貫した記録ができること,家族が自分で保管管理できることなどにより継続的にケアできることがあげられる.母子保健医療サービスは,市町村行政機関,産婦人科,小児科など,サービス提供施設が複数になるため,家族自身が母子健康手帳を管理できることの利点は大きい.また,旅行先での病気や怪我,転居などに伴い通院先が変更する場合にも,母子健康手帳を携行することで,情報を円滑に共有することが可能となる(写真7-1).

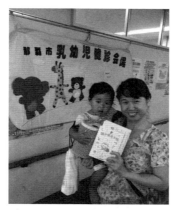

写真 7-1　乳幼児健診に母子健康手帳を持参する筆者

(2) 日本の母子健康手帳の変遷

　日本の母子健康手帳の変遷については，1999 年厚生科学研究費補助金，母子健康手帳の評価とさらなる活用に関する研究（主任研究者日暮眞）において，歴史的レビューが行われている（日暮，1999）．その報告の中から，母子健康手帳の前身となる妊産婦手帳の制定の経緯，手帳の普及と継続の要因について整理し考察した．

【妊産婦手帳の制定】

　妊産婦手帳は，厚生省体力局において扱われていた母子衛生事業の中で考案された．そこには，初代母子衛生課長であり，母子手帳のキーパーソンとなる瀬木三雄氏が東京大学産婦人科から嘱託として入省した．瀬木氏は文部省からドイツに留学したハンブルグで，その原型を目にして手に入れ，妊産婦自身が自己の健康記録を持ち歩くのは良いため，これを日本にも活用したいと考えた．

　瀬木氏は母性衛生に対する力点を常に強調し，「母性衛生について，子どもの方が主で，母親は従位であったけれど，それはちょっとおかしいのであって，母親と子どもは対等なはずである」という思想を持っていた．戦後，児童局母子衛生課となり，母と子を切り離して考えるのではなく，新生児死亡

の原因などが妊娠中にもあるため，母と子をつなげなければならないという考えから，母子手帳と改定された．

【妊産婦手帳および母子手帳の普及と継続の要因】

現在まで，母子健康手帳が普及継続している要因として，9つのポイントに整理した（表7-3）．

①インセンティブの提供：妊産婦手帳を入手するインセンティブとして，米の配給の特典の証明書を妊産婦手帳に付けたことが手帳の普及に寄与したと考えられる．これは，商品を普及させるときのクーポンや懸賞などの手法として使用されている方法と同様である．

②名称の工夫：当時，官民の格差が大きかった時代に，この手帳という親しみやすい名称をつけた意義は大きかったと考えられる．

③広報活動：当時の第2代母子衛生課長が医学知識の普及に力を入れ，PR映画を作成したことも母子手帳の普及に功を奏したと考えられる．

④専門職団体との連携：特に母子保健事業を普及継続するためには，母性関連と小児関連の専門職団体との連携は欠かせなかったと考えられる．

⑤出生届出済証明書の記載：当時の官民の格差が大きかったことを考慮すると，この公的な証明書の記載は，利用者が母子手帳を大切にすることへの影響があったと考えられる．

⑥予算の確保：民間からの広告収入では，財政基盤が不安定で，内容についても広告主の意向に影響を受ける可能性もある．最終的に，国の全額負担となり，その後も行政負担で母子健康手帳が印刷配布されていることの意義は大きいと考えられる．

⑦行政組織：終戦後の厚生省において，児童局の中に，母子衛生課という医療職を中心としたスタッフの集団が存在し，今日までその形を維持していることの意義は大きいと考えられる．

⑧公的な情報の掲載：当時は，官民の格差が大きかった時代であり，公的な情報が妊娠出産育児を行う母親の自信とよりどころとなったと考えられる．

表 7-3 妊産婦手帳及び母子手帳の普及と継続の要因

①インセンティブの提供	妊産婦手帳が使用されたのは，1942～1947年に児童福祉法が制定されるまでのわずか5年程の間であったが，体力増強のための栄養補給で，米の配給が1日350g増配になるという特典があり，この手帳に証明書を付けた．
②名称の工夫	手帳という親しみやすい表現をとることになったのは，当時厚生事務官だった伊藤一氏の着想であった．「これが健康記録表という形であったならば，戦中または戦後のいつかの時代にか消え去っていたかもしれない」と瀬木氏は記録している．
③広報活動	母子手帳の交付・普及が1948年4月に各地で始まってから，PRするために「母子手帳」という映画がつくられた．第2代母子衛生課長である近藤宏二氏は当時ラジオドクターで全国的な人気があり，医学知識の普及に力を入れていた．映画は，乳業3社がスポンサーとなって英映画会社が作成した．
④専門職団体との連携	瀬木氏は，当時産婦人科のトップであった母性保護協会の久慈直太朗氏や，小児保健領域の栗山重信氏，整形外科の高木憲次氏などから，全面的にバックアップされていた．当時，GHQの影響力が大きかったが，専門職団体のバックアップが，GHQとの交渉に影響を与えた可能性もあった．
⑤出生届出済証明書の記載	母子手帳をつくるときに，出生証明書を提出したという出生届出済証明書を母子手帳に記載するようにアメリカが指示した．
⑥予算の確保	当時，国にはお金がなく，母子手帳を印刷するため，母子手帳の裏面に広告を入れ，民間からお金を集めるという話があった．妊婦はおよそ1年に250万人程度で，現在の約2.5倍であり，手帳を印刷するには相当な予算が必要であった．しかし結論として，当時広告がわりに募金をして費用を捻出した可能性はあるが，国が全額出したと考えられた．
⑦行政組織：母子衛生課の誕生	母子衛生課は，母子の健康，病気の予防という立場から，保健関係の部署に設置される可能性もあったが，当初から児童局に配置された．母子衛生は，福祉行政と協調が必要であり，もし母子衛生課が医学面の部局に設置されていたら，児童局では福祉の面のみになるため，全体像の把握は難しかった．そして，母子衛生は医療の中に埋没して，存在感が薄れていた可能性がある．
⑧公的情報	現在，育児情報は容易に入手できるが，当時は母子の健康に関する情報は乏しかった．母子手帳によって行政機関と連動した情報提供が，母親たちの自信となり，心のよりどころになった．
⑨リーダーシップ：瀬木氏の存在	戦時中から妊産婦の保健衛生に尽力された産婦人科医瀬木三雄氏は，多大な困難の中で母子衛生の基礎を構築した．瀬木氏は，戦後母子衛生課誕生と同時に，母子衛生課長として就任し，長い間構想にあった母子衛生行政への情熱を発揮した．当時は些細なことでもGHQの指示によらなければならなかったが，瀬木氏はしばしば相手を説得し，勇気を持って自説を遂行しながら，戦時中の妊産婦手帳を核として，母子手帳へと結実していった．省内では事務官が多い行政の中で，技官の意見はなかなか浸透しないこともあったが，瀬木氏は母子の現状と未来像を，学術的な基礎に立った情熱で説得し，軌道に乗せていった．

(日暮，1999より引用作表)

⑨瀬木氏の存在：母子手帳の普及と継続の背景には，非常な困難の中でリーダーシップを持って，取り組んできた瀬木氏の存在があったと考えられる．

(3) 母子健康手帳の評価

　母子健康手帳の利用状況についての調査は，1999年厚生科学研究費補助金，母子健康手帳の評価とさらなる活用に関する研究（主任研究者日暮眞）において，1999年11～12月の期間に，横浜市，新潟県，岐阜県，静岡県，広島県において，1歳6か月児健康診査を受診する保護者を対象にアンケートが行われた（日暮，1999）．回答件数は，それぞれ横浜市（484件），新潟県（2,417件），岐阜県（1,646件），静岡県（2,972件），広島県（3,381件）であり，合計10,900件の回答が得られた．有効回答は10,651件，有効回答率97.7％はであった．

　その結果，98.3％が手帳内容を読んだ経験があり，97.8％が手帳を記入した経験があり，個別の記録では，99.6％が健診や体重などの記録を見たことがあり，手帳を紛失した経験があったのは0.9％のみであった．非常に高い利用率と非常に低い紛失率であった．

　医療機関などへの所持では，68.5％がいつも持って行くと回答し，まったく持って行ったことがないという回答は1.6％のみであった．かかりつけ医では，初診時のみ持参し，その後の継続受診では持参する必要性があまりないためと考えられる．子育てにおいて手帳が役に立ったかどうかについては，「とても役に立った」が41.5％，「少し役に立った」が45.5％であり，多くの利用者の役に立っていた．

　また，母子健康手帳の保管状況や子どもの認知に関して，2002年厚生労働科学研究「乳幼児から思春期まで一貫した子どもの健康管理のための母子健康手帳の活用に関する研究」（主任研究者小林正子）において，2002年12月～2003年2月の期間に，大阪府と茨城県の小学生（1,247人），中学生（1,714人），高校生（935人）およびその保護者（827人）を対象にアンケート調査が行われた（小林，2002）．

　その結果，調査時点で母子健康手帳を保管している保護者は，小学校で

100％，中学校で98.7％，高校で97.8％であった．母子健康手帳は子育てに役に立ったと回答した保護者は82.1％，子どもが学校に入学後も母子健康手帳の記録が必要になったと回答した保護者は95.5％であり，その項目は，予防接種の記録88.5％，新生児の記録34.3％，出産の記録31.2％，乳幼児健診の記録17.5％であった．母子健康手帳の保管率は高く，学校入学後も活用されており，子育てに役立っていた．

　また，母子健康手帳を知っている子どもは小学生で64.0％，中学生で77.7％，高校生で80.0％であり，母子健康手帳の中を見せてもらったことがある子どもは，小学生で64.0％，中学生で66.6％，高校生で49.7％であった．関心を持った内容としては，身長や体重などのからだの発育がいずれの年齢でも半数程度，言葉が話せるようになったなどの発育の記録が小学生中学生で40.0％程度，高校生で31.3％，自分が誕生したときの記録が小学生で55.1％，中学生で46.6％，高校生で38.8％であった．年齢が高くなるほど母子健康手帳の認知も高くなり，母子健康手帳を見たことがある子どもは，小・中学生が多かった．

　いずれの結果においても，母子健康手帳の利用率は高く，多くの親子の役に立っていた．また，学校入学後の長期間に渡って利用されており，子ども自身にも利用されていた．

(4) 日本での母子健康手帳の活用

　母子健康手帳の利用が始まってから70年間，基本的なコンセプトは変わっていないが，環境の変化に応じて母子健康手帳は活用されている．例えば，国際化が進み，国内に居住する外国語を母国語とする親子や外国に居住する日本人の人数は増加している．そのため，1995年に母子保健事業団において，日本語と外国語を併記した母子健康手帳が作成された．現在は，在日人数の多い9カ国語（英語，ハングル，中国語，タイ語，タガログ語，ポルトガル語，インドネシア語，スペイン語，ベトナム語）に翻訳されている．また，5年前には，低出生体重児を出産した母親グループ「ポコアポコ」が低出生体重児と母親のための母子手帳「リトルベビーハンドブック」を作製した．一般

の母子手帳は体重の目盛りが2kgからしかなく，低出生体重児は記入できないことや，他の子と比較せずに記入できることなどの利点がある．

また，近年普及しているインターネットを使用して利用できる電子母子手帳が活用され始めている．予防接種のスケジュール管理や身長体重のグラフを自動作成，家族と子どもの成長の共有，自治体によってはお知らせが届くなどのサービスもある．母子健康手帳を持ち歩いていないときも，インターネットや自分のスマートフォンなどからアクセスできるという利点がある．海外でも母子健康手帳の電子化を行っている国もあり，今後の活用の可能性が期待される．

(5) 世界に広がる母子健康手帳

母子健康手帳は，さまざまな国で注目されている．その魅力と利点について，①複数あった妊婦用，乳幼児用の記録カードや健康教育教材が1冊にまとまることによる利便性と経済性，②home-basedの記録と情報源として，母親や家族への知識や意識の向上に寄与する効果，③母子保健サービスの質を改善するための使用（健康教育教材として，ミニマムサービススタンダードとしてなど）が報告されている（當山，2005）．途上国では，担当部局の縦割り行政や援助団体の趣旨により，妊産婦カード，乳幼児成長カード，予防接種カード，家族計画カードなどが，個別複数のカードとして配布されている場合がある．また，国や地域によっては，健康に関する情報が乏しいため，母子健康手帳の記録や情報が貴重な情報源となる．そして，2016年10月時点で，38カ国が母子健康手帳を導入しており，さらにその他の国が導入を検討している（表7-4；Nakamura, 2016）．

母子健康手帳の利用による効果として，インドネシア（Kusumayati, 2007；Osaki, 2009），モンゴル（Mori, 2015），カンボジア（Yanagisawa, 2015），ケニア（Kawakatsu, 2015）で調査研究が行われており，健康に関する知識の向上，妊婦健診の受診回数の上昇，保健施設での出産や研修を受けた出産介助者による出産の増加などが報告されている．

一方で，母子健康手帳を途上国で活用する際には留意する点もあると考え

表7-4 母子健康手帳を導入している国

国や地域全体のプログラム	日本 ベナン ブータン ブルキナファソ コートジボアール インドネシア	ラオス ケニア オランダ ニジェール パレスチナ フィリピン	セネガル 韓国 東チモール タイ チュニジア ユタ州（米国）
国連やJICA，NGOによる パイロットプロジェクト	アフガニスタン アンゴラ バングラデシュ ブラジル ブルンジ カンボジア カメルーン	中国 ジブチ ドミニカ共和国 ガボン ガーナ マダガスカル ミクロネシア連邦	モンゴル ミャンマー ペルー タジキスタン ウガンダ ベトナム
導入を検討中	ブルネイ インド	ナイジェリア トルコなど	

(Nakamura, 2016)

られる．中村（2002）は，その条件として①全国レベルで，最低限の母子保健サービスの提供ができていること，②母子手帳プログラムを管理運営できる人材がコミュニティレベルに存在すること，③母子手帳の内容が家族やコミュニティのニーズに適合していること，④利用者である親の識字率が一定の水準にあることの4点をあげている．

　タイのバンコクで開催された第3回母子手帳国際会議では，母子健康手帳の内容と利用法，財政と地方分権化，調査と評価の3つのテーマで議論が行われた（當山，2005）．母子健康手帳の予算確保は多くの国でもっとも大きな関心事のひとつであり，各国での経験と取り組みから，①コストシェアリング・ユーザーフィーシステム（受益者負担システム），②アンブレラシステム，③ソーシャルマーケティングの実施，④政府の努力，⑤ドナーとの協力，⑥関連プロジェクトとの連携，⑦母子健康手帳継続の政策的アプローチ（母子健康手帳実施宣言）が，提案された．受益者負担システムは，ラオスやインドネシアから，政府の努力として，母子健康手帳の印刷を1カ所でまとめて刷ることで印刷費が削減されたタイの事例，関連プロジェクトとの連携では，予防接種プログラムやプライマリヘルスケアプログラムとの組み合わせの事例が報告された（當山，2005）．

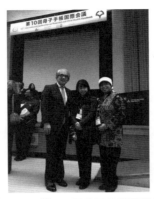

写真7-2 第10回母子手帳国際会議
左:中村安秀氏,中央:筆者,右:インドネシアから参加したAgustin氏

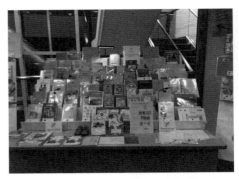

写真7-3 第10回母子手帳国際会議で展示された世界の母子健康手帳

　母子健康手帳は,国によって,日本政府のODA,ユニセフ,NGOの支援によるものから,自国の政府が主体となっている場合などさまざまであり,配布方法,内容についても各国の特色が工夫されている(写真7-2,3).

【母子手帳国際会議】
　1998年12月12日,東京大学山上会館にて,第1回母子手帳国際シンポジウムが開催された(Department of Community Health, Graduate school of International Health, The University of Tokyo, 1998).当時,東京大学大学院国際保健学専攻国際地域保健学教室の准教授であった中村安秀氏が企画・運営の中心となり開催され,参加国は,日本,オランダ,韓国,タイ,インドネシアの5ヵ国であった.その後,約2年に1回の頻度で日本,アジア,アフリカの国々において開催されている(表7-5).開催国のアクセスなどにも影響を受けるが,回を重ねるごとに参加国と参加者数は増加し,母子健康手帳に対する関心の強まりと導入した国が増加していることが読み取れる.

表7-5 母子手帳国際会議のあゆみ（1998～2016）

回数	日程	場所	参加国数	参加者数
第1回	1998年12月	日本：東京	5	150
第2回	2001年9月	インドネシア：Manado	10	130
第3回	2003年8月	インドネシア：Bogor	6	—
第4回	2004年12月	タイ：Bangkok	11	94
第5回	2006年11月	ベトナム：Ben Tre州	11	153
第6回	2008年12月	日本：東京	16	320
第7回	2010年12月	バングラデシュ：Dhaka	9	230
第8回	2012年12月	ケニア：Nairobi	26	400
第9回	2015年9月	カメルーン：Yaonde	19	250
第10回	2016年11月	日本：東京	40	400

（第10回母子手帳国際会議配付資料，2016）

コラム　母子健康手帳を多くの国で活用する

　筆者自身が，過去の日本の取り組みに関心を持ったのは，国際保健医療協力に関心を持ち，途上国で活動を始めたことがきっかけであった．貧困，感染症の蔓延，栄養不良の子どもたちを目の当たりにし，必要な物が手に入り，最新の機材の中で看護師をしていた自分に一体何ができるのだろうと考えあぐねた．

　その頃に受講した研修で，戦後日本の農村で活動をした高齢の保健師の話を伺う機会を得た．貧しく，多くの乳幼児が亡くなり，妊産婦が苦しんでいた時代，献身的な活動で母親と子どもたちを守ってきた保健師のお話に感動し，過去のさまざまな取り組みのおかげで，今の恵まれた日本があるということを実感したのである．そこから，歴史的な書籍を読み，取り組みをした方々を訪ねて話を伺った．今回紹介できなかったが，医療機関を拠点として農村にアウトリーチで健康管理を実施した長野県佐久総合病院の若月先生も，そのおひとりである．直接お会いして，とても親しみやすいお人柄と強い情熱，多くの方を惹きつけた人間的魅力に大変感銘を受けた．

　その後，国際協力機構（JICA）の実施するプロジェクトの専門家として，インドネシアとパレスチナで母子健康手帳の開発や普及に携わる機会を得た．それまで，母親と子どもが別々のカードを使用し，ばらばらになり紛失したり，妊娠中からの経過が継続して確認できないなどの不便が生じており，母子健

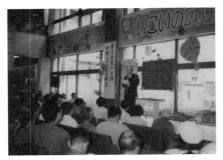 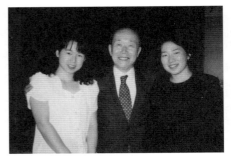

佐久病院の病院祭にて
左：講話されている若月先生，右：若月先生と撮影（中央は若月先生，左側は筆者）

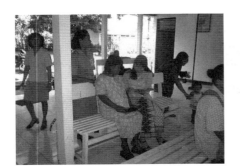 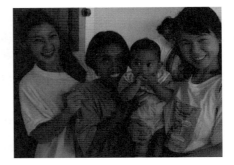

インドネシアにて
左：健診の順番を待つ妊婦，右：乳児健診に参加した元気な赤ちゃんと母親

康手帳の配布が喜ばれる姿をみた．このプロジェクトに携わることで，日本では当然のように利用されている母子健康手帳が，日本独自の取り組みであり，1942年の妊産婦手帳制度の創設から発展し，存続が困難な時期もありながら，70年以上に渡り継続されていることを学んだ．そして，現在では母子健康手帳はより多くの国で活用されようとしているのである．

4）住民主体の愛育班活動
（1）愛育班活動とは
　愛育班は健康づくりを目的に，地域のすべての人々を対象とし，みんなで生活の中から健康問題を出し合い，解決しようとする組織活動であり，行政との連携・協働によって活動している（恩賜財団母子愛育会）．その活動は，声かけ・見守り，話し合い，子育てグループの開催や育児体験学習会など地域のニーズに応じた活動，健診のお知らせや健康・福祉に関する行事など多岐に渡る．

（2）愛育班活動の変遷
　皇太子の誕生を記念して下賜された基金により，恩賜財団愛育会が1934年に設立された（吉長，2006）．愛育会の初期の主な事業は，調査研究，愛育事業従事者講習会，講演会などの開催，そして愛育村事業であった．愛育村事業は1936年から開始され，初年度は愛育村5カ村，愛育班設置村5カ町村が指定された．その後，1937年度に4カ町村，1938年度に3カ村が指定され，1939年度には全国47都道府県に1カ村ずつの愛育村が指定された．

　愛育会が刊行していた雑誌「愛育」の1936年8月号には，愛育班が母性及乳幼児の擁護機関として位置づけられ，班の組織については，①班員：村在住の婦人団体，女子青年団体の団員及女子青年学校生徒にして高等小学校以上の教育を受けたる者の内より適当なるものを選定する，②班員活動の援助者：村長，村会議員等村内の名誉職にあるもの並びに警察官，学校職員，救護委員，社会教育委員，神職，宗教家，各種団体の幹部等，③班長：村長又は村内指導的位置にあるものにして特に業に熱心なるもの，④技術方面の指導者：身体方面の指導（村医，学校医，公設助産婦又は看護婦，村に特別関係を有する助産婦），精神方面の指導（村内学校教職員，宗教家），特別指導（地方在住の心理学及教育専門家，最寄医大又は病院などの医師，本会派遣の指導者）と記載されている（吉長，2006）．

　愛育村の選定方針としては，乳幼児死亡率が他地域に比して高い農山漁村であり，村当局や学校教職員，警察官，医師，各種団体長等の相互協力が得

られること，県の指導に便利な村であることなどがあげられた．そして，村自体の力で事業を経営できることが重視され，指定愛育村をモデルとし，限られた指定村で指導の効果を上げ，全国的に影響を与える取り組みであった．

山梨県源村愛育班は，1937年に恩賜財団母子愛育会により愛育村として指定を受け組織化された．その活動は，家庭訪問，家事の手伝い，健康相談・集団検診への協力，愛育思想の啓発などであった．源村愛育班の活動に携わった飯野正子氏の手記によると，「当時の分娩は，取り上げ婆さんによるものであり，お産は不浄なものとして自宅の暗い納戸の一室で行なわれ，産褥熱による産婦の死亡などがあったため，愛育会独自で助産婦を採用し，無料の分娩，産褥熱予防のため，分娩用品を一括消毒，家事の手伝いをして，産婦を守ってきた．産後の農作業について，家族，特に姑の理解を深めて母子を保護し，農繁期は育児が後回しになり子どもの厚着，おむつかぶれや湿疹が多いため，育児支援として季節保育所を開設し，班員による衣類の交換，入浴，日光浴，離乳食などの世話を行い，消化不良や感染症の防止に役立てた」と記されており（飯野，1979），母親の社会的立場が弱く，活用できる社会資源も限られた時代の中で，愛育班の地域に密着した活動が母子保健の向上に貢献してきたことが読み取れる．

そして，愛育村の活動は，その趣旨に共鳴し，独自に愛育村の運営に乗り出すなど道府県の支持が得られていた．吉長氏は，愛育村事業が単なる指定村における事業に留まらず，一種の運動ともいえる展開を可能にした要因を，①農山漁村において妊産婦・乳幼児保護の施策を実行あるものにすることは困難であったが，事業と家庭を結合する愛育班の組織と活動が，その困難を打開する可能性を持っていると考えられたこと，②愛育班の組織と活動を中核とし，それを援助する全村組織をつくることは外せないが，それ以外の点は町村の実情に即して勘案され，事業に柔軟性があったこと，③愛育村には愛育会や道府県から継続的な指導・援助があったこと，特に指導面では，愛育会が愛育調査会および愛育研究所に所属する専門家を抱えていた事が大きい，④戦時下という緊迫した時局下，国民精神総動員運動の一環として，「人的資源涵養」という国策に合致した事業として進められたこと，その際，厚

生省の外郭団体である恩賜財団という性格も，影響力を持ったと推測している（吉長，2006）．

(3) 現代の愛育班活動

これまで過去の取り組みを紹介してきたが，現代の愛育班活動はどうなっているだろうか．2013年度健康安全・危機管理対策総合研究事業「住民組織活動を通じたソーシャルキャピタルの醸成・活用の現状と課題」（研究代表者　藤内修二）において，愛育班を含めた住民組織活動について全国調査が行われた（対象自治体数1,742，回答数932，回答率53.5％）（藤内，2014）．研究結果に主要な住民組織として報告されている愛育班員等，母子保健推進員等，健康づくり推進員等，食生活改善推進員等の活動状況を表7－6にまとめた（以下等は省く）．愛育班員は9.8％の自治体に設置され，他の住民組織より設置率は低く，24都道府県では設置がなかったが，岡山県では100％，山梨県では77％と都道府県による差がみられた．

愛育班員に占める65歳以上の割合は平均42.7％で，母子保健推進員より高いが，その他の自主組織よりは低く，愛育班員の人数は増加傾向が6.6％，減少傾向が44.0％であり，他の自主組織より，減少傾向が高かった．愛育班員を対象とした学習会の開催回数は，平均34.2回で，他の自主組織よりも頻回に開催されていた．愛育班員の活動内容としては，子育て家庭声かけ・訪問が87.9％，乳幼児健康診査会場での支援42.9％，女性の健康支援41.8％，妊娠・出産への支援30.8％など，母子保健推進と同様に母子保健関連の活動が多かったが，地区の行事と連携した健康づくり79.1％，健康づくり全般の活動70.3％，高齢者への声かけ・見守り70.3％など，母子保健以外の地域全般や高齢者を対象とした活動も広く行っていた．担当者による愛育班等の活動の評価としては，その他の自主組織と大きな差はなく，量的にも質的にも良く評価されていた．

創設より80年以上続く愛育班活動は，全盛期に比べ，設置している都道府県は減少し，愛育班員も減少しているが，幅広い活動を行っており，行政担当者からも良い評価を受けていた．

表7-6 主要な住民組織の活動状況

	愛育班員等	母子保健推進員等	健康づくり推進員等	食生活改善推進員等
設置自治体の割合	9.8%	29.4%	58.0%	87.3%
都道府県別の設置率	岡山県100%，山梨県77%，24都道府県で設置がなかった	富山県，佐賀県，沖縄県100%，4県で設置がなかった	岡山，鳥取では100%，福岡県では27.9%	23県で100%，東京都16.1%，滋賀県40%
65歳以上の割合	平均42.7%	平均25.8%	平均49.2%	平均62.7%
ここ3年の推進員数の増減				
増加傾向	6.6%	8.0%	16.6%	－
変化なし	46.2%	69.7%	65.1%	－
減少傾向	44.0%	20.8%	17.7%	－
学習会の開催回数	平均34.2回	平均6.0回	平均14.2回	－
活動内容	子育て家庭声かけ・訪問87.9% 地区の行事と連携した健康づくり79.1% 健康づくり全般の活動70.3% 高齢者への声かけ・見守り70.3% 乳幼児健康診査会場での支援42.9% 女性の健康支援41.8% 妊娠・出産への支援30.8%	子育て家庭声かけ・訪問81.0% 乳幼児健康診査会場での支援73.7% 妊娠・出産への支援45.6% 地区の行事と連携した健康づくり35.4% 女性の健康支援17.2% 健康づくり全般の活動25.9%	健診受診勧奨76.0% 啓発用資料の配布68.0% 地区の行事等と連携した健康づくり62.8% 運動による健康づくり62.8% 健康づくりイベントの運営支援61.7% 地域の健康教室等の企画や運営58.4% 声かけ・訪問51.0%	生活習慣病予防96.8% 子ども達の食育94.3% 高齢者の食支援84.2% 地区の行事等と連携した健康づくり82.9% 地域産物の活用支援72.4% 運動による健康づくり47.4% 災害時に備えた食支援28.1%
担当者による活動の量的な評価				
大いに評価	20.9%	24.5%	18.1%	31.0%
かなり評価	36.3%	33.9%	32.5%	41.2%
まあ評価	34.1%	29.2%	37.2%	17.4%
あまり評価できない	1.1%	2.9%	5.7%	1.4%
活動の質的な評価（組織の自主性，民主的な運営，行政や他の組織・団体との協働，活動の広がりなど）				
大いに評価	17.6%	15.0%	10.5%	20.4%
かなり評価	35.2%	34.3%	28.5%	35.5%
まあ評価	38.5%	32.8%	42.1%	32.3%
あまり評価できない	1.1%	6.9%	11.1%	2.0%

（藤内，2014より引用作表）

5）挙村体制で取り組んだ沢内村の活動
（1）沢内村とは
　岩手県沢内村は，秋田県に隣接し，奥羽山脈の山ひだの中の盆地にある．総面積は288km^2，1983年時点で人口約5千人という小さな村であった．豪雪で半年近くも車馬の交通は絶え，冬は寝食いのような状態となり，粗衣粗食に耐える村人たちは健康を害し，病気が多発した．村に医師はおらず，村人の命は短く，戦後も高い乳児死亡率に悩まされた村であった（及川，1984）．

（2）沢内村での取り組みの変遷
　「豊かで健康的で明るい村づくり」をスローガンに，1957年に村長に就任した故深澤晟雄氏は，まず村の各部落や団体の人々との話し合いから仕事を始めた．そして，沢内村の根本的課題は，豪雪・多病・貧困であり，その三悪を追放すると明言した（増田，1979）．当時の沢内村は，乳児死亡率が70.5（出生千対）であり全国平均40.7と比べ非常に高く，全世帯の1割を超す生活保護世帯，岩手県下で最低の1人当たり所得であった．
　深沢氏は，まず豪雪の冬期交通を確保することに取り組んだ．ブルドーザーの配置は貧しい村にとって，財政上非常に困難であったが，「まず村民が力を合わせて，自力でやることに巨大な意義がある．宿命としてあきらめていたこの雪を克服できたら，どんなことにも挑戦できる．そういう自信が村民の中に生まれる．国や県がやってくれるのを待つということでは沢内は変わりません」といって，予算の不足分を村内からの寄付により実行した．その後，冬は道路の除雪，夏は開田や耕地整理にブルドーザーが大活用した．
①乳児健診
　深沢氏は村長就任前の助役時代に，岩手医大生を受け入れて冬期保健活動を行った．それがきっかけとなり，村長就任後の夏にも保健活動が行われ，乳児健診が新たに加えられた．この頃の子どもたちは全体的に発育不良であり，クル病や貧血，臀部の湿疹やかぶれのひどい子どもたちもいた．深沢氏は，もっとも弱い立場にある乳児と高齢者の早期診断，早期治療を実施したいと

考えたが，財政的に困難であったため，乳児を最優先とした．「乳児死亡半減対策」を決定し，1958年には，冬と夏の保健活動が全村的に行われ，乳児健診は5回にわたって実施された（及川，1984）．

②おばあちゃん努力賞

深沢氏は，職員の提案に耳を傾け，企画を実現していった．おばあちゃん努力賞もその1つであった．母親だけの教育では足りず，一家をあげて育児に関心を持ち，協力し合う態勢をつくり出すため，一家の中で発言力のある姑の協力を得ようと企画された．副賞は座布団であったが，賞の持つ効果は大きく，孫の発育に関心を持つ祖母が増え，保健婦たちの家庭訪問にも，母親とともに積極的に対応するようになった．その後，乳児健診の受診率は100％近くに上がった（及川，1984）．

③保健委員会

深沢氏は，村長に就任した翌月，沢内村保健委員会を発足させた．深沢氏は，「村長が引率するという形では，真の住民の運動にはならない．村の保健行政を推進するおおもとのところを民主的にすべきである」という考えを持っていた．この運動は，村の衛生活動，国保の保健活動，病院の医療活動，児童教育，社会教育等が一体化しなければ力にならないという考えから，保健委員会のメンバーに沢内病院の医師，保健婦，養護教諭，小学校長，中学校長，社会教育委員，農協専務，国保運営委員，村青連会長，村婦連会長，地域婦人会長，生活改良普及員といったメンバー構成とした．保健委員は毎月簡単な月報を健康管理課に提出し，非常に貴重な意見も得られ，保健行政モニター的な役割も果たした．定例の委員会が年4回開催され，会議の他に講習なども行われた（増田，1979）．

④乳児・高齢者の医療費無料化

当時，受診することを恥と考えたり，受診すると破産してしまうと思う高齢者や主婦がいたため，深沢氏は，高齢者と乳児への国保十割給付を実現したいと考えた．深沢氏の強い決意により，岩手県庁の厚生課からもこの先駆的政策に協力が得られ，1961年に乳児と60歳以上の高齢者の国保10割給付が実現した．村の総予算4,837万円の内，自主財源は920万円であり，そ

の中で保健衛生費が271万円，その内210万円が十割給付のための繰入金であった．予算の割合の大きさからも，コミットメントの強さが伺える．60歳以上の高齢者の医療費無料化後，受診者が増加し，早く診てもらい早く治すという考え方が浸透していった．1961年から1962年にかけて，出張診療，巡回診療，2千円の助産費支給，巡回診療車，雪上車の購入なども行われた．そして1962年，わずか5年の取り組みで，沢内村は遂に乳児死亡ゼロの1年間を実現した．1年間の乳児数は143人であり，乳児受診数はのべ598件，前年の189％に対して418％と飛躍的に伸びていた（及川，1984）．

⑤健康管理課

1963年，保健サービスを専門に担当する健康管理課が設置された．当初は，村立病院から課長兼務の医師1人，保健課から保健婦3人，厚生課から衛生担当の事務員2人を集めて発足した．健康管理課が置かれた理由は，当時，村立沢内病院をはじめ地域で検診などを実施していた医療機関と保健婦の連携がほとんどなく，役場の衛生事務との間にもつながりがなかったので，同じ地域で活動するスタッフや関係者を組織的に一本化した．その後，保健婦は4人に増員され，栄養士，運転手，歯科衛生士等も加わり，村の保健活動の中心となっていった（増田，1979）．

⑥沢内村地域保健調査会

保健所，大学，総合病院，国保連合会，日本医師会などの村外の指導機関の参加を得て，村の保健活動を広い視野から研究討議する沢内村地域保健調査会が発足した．ここで，健康管理課の設置や各種台帳の整備が決められていった．また，1965年には，隣接する湯田町の行政・医療等の関係者も参加し，西和賀地域保健調査会が誕生した．そこで，人工妊娠中絶の実態，出稼ぎ調査，救急医療対策等について毎年研究会がもたれた．1975年に西和賀地域保健調査会は，湯田町，沢内村の地域保健調査会に分離し，各町村の諮問委員会として新しくスタートした．定例会は年に4回開かれ，村立病院，健康管理課，住民福祉課，村立教育委員会から出された問題を審議した．例えば，村立病院の赤字収支決算を中心に，沢内村の保健医療のあり方が議論され，その議論を通して，村民の保健医療への理解が深まり，医療担当者側

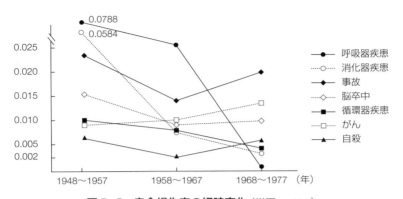

図7-5　寿命損失率の経時変化（増田，1979）
1948〜1957年は，沢内村合計 0.323，岩手県 0.287．
1958〜1967年は，沢内村合計 0.092，岩手県 0.133．
1968〜1977年は，沢内村合計 0.072，岩手県 0.078．

も地域へのよりより活動のあり方を模索する上で，重要な対話の場になっていた（増田，1979）．

こうして，1965年に深沢氏が亡くなった後も，沢内村の保健活動は引き継がれていった．

(3) 沢内村での取り組みの成果

沢内村の活動の成果として，岩手県の中でも高率であった沢内村の乳児死亡率は，1957年を境に減少し，1962年にゼロを達成した．また，全国から多くの視察団を迎えることにより，飛び火的に全国の僻地の保健医療活動に大きな影響を与えた（中村，2002）．

また，量的な評価として，寿命損失率の経時変化が報告されている（図7-5）（増田，1979）．1948年，1958年，1968年の各10年をまとめて，寿命損失が計算されており，総寿命損失率では，1948年 0.323，1958年 0.092，1968年 0.072と減少している．岩手県と比較すると，1958〜1967年の間で岩手県を下回るようになった．各疾患でみると，顕著に減少したのが呼吸器疾患・消化器疾患で，かつて乳児死亡の主因であった疾病が，ほぼ完全に克服されていった．

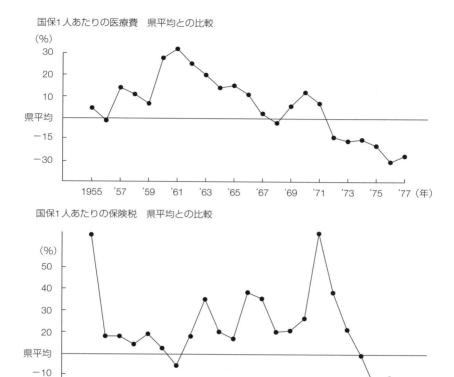

図7-6 医療費と保険税の推移（増田，1979）

　また，村民の8割を占める国民保険の被保険者1人当たりの医療費と保険税の推移が報告されている（図7-6）．岩手県平均との割合で比較すると，1961年に老人健康管理無料診療が行われたため，医療費は急上昇したが，健康管理課ができた1963年から下がり始め，1972年からは県平均を下回った．保険税については，県平均より高率に推移していたが，1973年に国が70歳以上の老人10割給付を実施し，他市町村の保険税が高くなったため，相対的に沢内村の保険税が急激に下がっていった．老人医療費の無料化対策

という全国共通の場で比較すると，沢内村の取り組みの効果をみることができる．

沢内村では，保健・医療担当者が，予防から治療・社会復帰まで，連続的に移行し合う形で活動が行われた．そのため，総合成人病検診等の予防活動を行っている村立病院は，1977年度2,900万円の赤字を出したが，医療費でみると県平均に比べ国民被保険者1人当たりで1,700円下回り，村全体で8,500万円下回っていることになり，村全体の健康維持費は黒字になっていると考えられる（増田，1979）．

また，経済的な面だけでなく，村民の意識が変化し，自信を得てきたことが評価されている．その自信は，深沢氏が冬期の交通を確保したときに村人の間に芽生え，乳児死亡ゼロを達成し，保健文化賞を受賞したことで，しっかりと根付いていった．ある村民が「昔は出身地を聞かれ，小さな声で沢内と言ったが，今でははっきり沢内村だといえるようになり，自分の村に誇りを持っている」という意見や，農家の主婦が姑の勧めで病院に来たというエピソードがあり，昔は姑が嫁に医者へ行けとは滅多に言わなかったが，姑が嫁や家族の健康にまで気を配ることができるようになったことが報告されている（増田，1979）．

沢内村の保健・医療は，歴史的に，村長のリーダーシップや行政主導型で行われてきたようであるが，保健委員会などを通じて，村民の理解が深まり，自分たちの健康は自分たちで守るという住民の意識の変化が生じていったと考えられる．

6）過去の取り組みから学ぶこと

過去の成功事例の特徴を整理すると，地域住民のニーズへの対応，関係者・関係機関との協調，地域資源の活用，住民の主体的な参加，予防重視，ポリティカルコミットメント，そしてリーダーシップなど，共通する考え方がみられた（表7-7）．これらは1978年にWHOとUNICEF主催で採択されたアルマ・アタ宣言で提唱されたプライマリヘルスケア（PHC）の考え方と共通している．アルマ・アタ宣言では，「プライマリヘルスケアは，科学的に

表7-7 成功事例の取り組みの特徴

	母子健康手帳	愛育班活動	沢内村の活動
地域住民のニーズへの対応	・インセンティブの提供 ・名称の工夫 ・広報活動 ・公的情報	・農山漁村において事業と家庭を結合する愛育班の組織と活動 ・無料の分娩、家事の手伝い ・季節保育所の開設	・ブルドーザーの配置（冬期の道路の除雪、夏期の耕地整理） ・おばあちゃん努力賞
関係者・関係機関との協調	・専門職団体との連携 ・行政組織：母子衛生課の誕生	・活動を援助する全村組織の設置 ・専門家による継続的な指導・援助	・健康管理課を設置（医療保健行政の連携） ・健康に関する活動のない組織（農協、農業改良普及所、村教育委員会、婦人会、公衆衛生組合）との連携・調整
地域資源の活用		・活動の援助者として，村内の人的資源（学校職員，村医，助産婦，看護婦など）を活用した	・村外の指導機関（保健所，医大，総合病院，国保連合会，日本医師会）の参加を得た地域保健調査会
住民の主体的な参加	・母親の利用度の高さ	・愛育班員の主体的な活動	・保健委員会を発足し，保健委員は部落独自の活動を活発にし，住民の意見を伝える役割
予防重視	・健康教育教材	・分娩用品の一括消毒 ・乳幼児の衣類の交換，入浴，日光浴，離乳食などの世話	・予防を中心とした保健活動 ・国保保健婦の採用
ポリティカルコミットメント	・予算の確保 ・出生届出済証明書の記載	・国策への合致 ・厚生省の外郭団体	・村費負担保健・医療事業（乳児の国保10割給付，老人健康管理無料診療）
リーダーシップ	・瀬木氏の存在	・愛育班員の熱意	・深沢村長の存在

有効でかつ社会的に受容できるやり方や技術に基づく必要不可欠なヘルスケアである．自立と自決の精神に則り，コミュニティや国がその発展の度合いに応じ負担できる費用の範囲内で，コミュニティの中の個人や家族があまねく享受できるよう，十分な住民参加のもとで実施されるものである．」（中村，1998）と述べられている．驚くべきことに，WHOが提唱する30年以上も前から，日本の各地で独自のPHC活動が実践されてきたのである．

今回紹介した取り組みは，日本全国あるいは海外からも注目され，影響を与えてきた．一方で，ある地域で成功した取り組みを真似たり，ガイドラインを作成してモデル事業を行っても，他の地域で成功しないこともある．普及することの難しい理由が何かを考え，取り組んで来られた方々にお会い

し，著書を読む中で筆者が感じたのは，関係者のリーダーシップと強い情熱（passion）の存在である．実践的な活動方法とともに，この姿勢を先人たちから学び，受け継いでいくことも大切であろうと考えられる．

文　献

母子衛生研究会：わが国の母子保健　平成20年．母子保健事業団，2008．
Department of Community Health, Graduate school of International Health, The University of Tokyo: International Symposium for Maternal and Child Health Handbook Initiatives. 1998.
日暮　眞：母子健康手帳の評価とさらなる活用に関する研究総括研究報告書．平成11年度　厚生科学研究費補助金（子ども家庭総合研究事業），1999．
飯野正子：母子愛育活動の灯をともしつづけて．pp. 147-165（第一生命保険相互会社編：保健文化賞30年のあゆみ．第一生命保険相互会社，1979.）．
国際協力機構：日本の保健医療の経験．国際協力機構，2004．
Kawakatsu Y et al.: Effectiveness of and factors related to possession of a mother and child health handbook: an analysis using propensity score matching. Health Educ Res, 30（6）：935-946, 2015.
小林正子：乳幼児から思春期まで一貫した子どもの健康管理のための母子健康手帳の活用に関する研究．厚生労働科学研究，2002．
厚生労働省：出産育児一時金の支給額・支払方法について．http://www.mhlw.go.jp/stf/seisakunitsuite/bunya/kenkou_iryou/iryouhoken/shussan/index.html（2018年4月19日現在）
Kusumayati A et al.: Increased utilization of maternal health services by mothers using the Maternal and Child Health Handbook in Indonesia. J Int Health. 22（3）：143-151, 2007.
増田　進：挙村体制による健康管理について．pp. 30-47，（第一生命保険相互会社編：保健文化賞30年のあゆみ．第一生命保険相互会社，1979.）．
Mori R et al.: The Maternal and Child Health (MCH) handbook in Mongolia: a cluster-randomized, controlled trial. PLoS One, 10（4）：e0119772, 2015.
中村安秀：国際保健プロジェクトにおける基本概念．pp. 86-97（小早川隆敏編：国際保健医療協力入門．国際協力出版会，1998.）．
中村安秀：農村における公衆衛生の推進-母子保健を鍵にして途上国への応用可能性を考える-．国際開発研究，11（2）：67-79, 2002．
Nakamura Y: MCH Handbooks –born in Japan, flourishing around the world. 2016.
日本医療機能評価機構：産科医療保障制度．http://www.sanka-hp.jcqhc.or.jp/（2017年6月14日現在）

及川和男：村長ありき－沢内村深沢晟雄の生涯．新潮社，1984．
恩賜財団母子愛育会：HP．http://www.boshiaiikukai.jp/activity01.html（2017年6月14日現在）
Osaki K et al.: Investment in home-based maternal, newborn and child health records improves immunization coverage in Indonesia. Trans R Soc Trop Med Hyg, 103（8）: 846-848, 2009.
藤内修二：住民組織活動を通じたソーシャルキャピタルの醸成・活用の現状と課題報告書．平成25年度　健康安全・危機管理対策総合研究事業，2014．
當山紀子ほか：広がりつつある母子健康手帳．小児科臨床，58（増刊号）：1397-1406, 2005．
當山紀子ほか：インドネシア版母子健康手帳の受益者負担制度に関する研究－北スラウェシ州における事例を通じて－．国際保健医療，20（1）：31-35, 2005．
Yanagisawa S et al.: Effect of a maternal and child health handbook on maternal knowledge and behaviour: a community-based controlled trial in rural Cambodia. Health Policy Plan, 30: 1184-1192, 2015.
吉長真子：恩賜財団愛育会による愛育村事業の創設と展開－1930年代の農山漁村における妊産婦・乳幼児保護運動－．東京大学大学院教育学研究科教育学研究室紀要，32：1-16, 2006．
全国健康保険協会：出産したとき（出産育児一時金・出産手当金）．2016．https://www.kyoukaikenpo.or.jp/senpo/g3/cat310/2096-118588（2018年4月19日現在）
全国健康保険協会：病気やケガで会社を休んだとき．2017．https://www.kyoukaikenpo.or.jp/g3/cat310/sb3040/r139（2018年4月19日現在）

【當山　紀子】

第8章
温故知新 ―過去と対話し未来を開拓する―

1. 戦後日本の保健医療経験を途上国に応用する

1）研究班の概要

わが国における戦後の健康水準の改善経験を途上国保健医療システム強化に活用するために，生活改善運動などの農村開発，結核をはじめとする感染症対策，母子手帳などの母子保健対策を中心に，戦後における保健師，助産師の活動について科学的な検討を加えた上で，途上国の立場からそれらの日本での経験の応用可能性を検討した研究班があった．厚生労働科学研究費による「戦後日本の健康水準の改善経験を途上国保健医療システム強化に活用する方策に関する研究」班（主任研究者：中村安秀，2002年－04年）である．

2002年からの3年間にわたり，全国各地で精力的に実施されたインタビュー調査結果などにより，戦後の日本の保健医療に関する重要な共通点が浮き彫りにされた．この研究班の主要メンバーである石川信克氏，佐藤寛氏，大石和代氏，坂本真理子氏には，研究班の成果を踏まえ，その後の進展も含め本書に執筆いただいた．

個々の研究成果の詳細は執筆者にお任せして，本章では，研究班の研究成果をもとに，保健医療分野において過去を研究することの意義を論じてみたい．

2）研究班の目的

21世紀を迎えた当時は，途上国からは第二次世界大戦後の急激な乳幼児

死亡率の減少など，保健医療指標の改善を経験したわが国の保健医療システムに学びたいという非常に強い期待が寄せられていた．しかし，途上国では，文化，宗教，経済状況，交通手段，教育レベル，居住環境などの保健医療を取り巻く環境がわが国と大きく異なり，医師などの保健医療従事者の不足，医療施設や器具の貧弱さなど保健医療面での種々の問題を抱えており，日本の経験がそのまま現地で応用できるわけではない．日本の保健医療システムが発展してきた軌跡を科学的に分析することによりはじめて，国外でも援用できる普遍性をもつことが可能になると考えたわけである．言い換えれば，日本が戦後にすばらしい保健医療の実績をあげたが，その成功をそのままの形で他国に応用できるとは考えていなかった．日本の成功を押しつけるのではなく，日本が成功した要因を分析することによって，他国で根付いている保健医療システムに，うまく接ぎ木のような形で適切な要因を加味できないだろうかという発想であった．

その後，2010年以降に国家戦略として医療の国際展開が推進されるようになると，日本式医療などという掛け声とともに，日本で培われた医療システムをそのまま海外に輸出し応用することが推奨されるようになった．われわれが行ったような地道な研究費とは比較にならない巨額の事業費がつぎ込まれている．ただし，多くの国で展開している実証実験の成果が判明するのは，いましばらく先のこととなるであろう．

3) 呉越同舟の研究方法－混じりあうことから何かが生まれる－

21世紀初頭の研究領域では，「学際的」ということばが流行語のように使われていた．しかし，多くの「学際的」研究班では，個々の多彩な背景を持つ研究者が各々の研究成果を持ち寄り，研究班会議で発表した成果を報告書にまとめるというスタイルが多かった．異なるディシプリンにもとづき，異なる背景を持つ研究者が行った異なる分野の研究を1つの冊子にまとめたという形の「学際的」研究であった．筆者には幕の内弁当のように見えた．個々の要素は独立したままで，お互いに混じりあうことは決してなかった．

私たちの研究班においては，開発経済，国際保健，結核，小児科，助産師，

保健師というように，研究者の職種もディシプリンも大きく異なっていた．唯一共通していたのは，日本のことだけ，あるいは海外のことだけに関心があるのではなく，日本国内にも途上国にも幅広い関心を保持していたことであった．研究班が継続している間に，相互に相乗りする形で研究の共有を図った．筆者自身も大石和代氏のインタビュー調査に同行し，長崎県島原の助産師から昭和20年代や30年代の妊産婦ケアや出産の現状を聞かせていただいた．

そして，個々の研究成果を積み重ねるだけでなく，分担研究者が合同で議論を交わす会合を重ね，最終的に戦後の日本の保健医療経験をどのように途上国のシステム強化に活かすのかという点について座談会の形で有益な議論をまとめた．

インドネシア語では，一般的に混ぜるという意味でチャンプール（Champur）という言葉を使う．いろんな国の人々が行き交い，混じり合うマラッカ海峡の海の民が使っていた言葉が発展してインドネシア語になったせいなのか，チャンプール（混ぜる，交じる）という語にはポジティブなイメージがある．沖縄での「チャンプルー」，長崎での「チャンポン」の語源になったという説もある．

「混じりあうことから何かが生まれる」．異なる言語を使っている異なる専門職がお互いに共通理解にいたるまでは，長い時間を要したように思う．しかし，呉越同舟の研究調査を体験することにより，専門職だけの議論では出てこない，新しい視座が拓ける経験をすることができた．

2．改善経験を途上国に応用する

本項は，研究班の最後に，石川信克氏，大石和代氏，坂本真理子氏，佐藤寛氏，中村安秀の5人で行った座談会「戦後の日本の経験を国際協力に活用する」（中村ほか，2005）をもとに，中村安秀の独断でまとめたものである．

1）徹底した現場主義と自己裁量権

保健婦，生活改良普及員などは，健康教育，保健改善，生活改善のために

とにかく現場に行くことが奨励されていて，専門職が自宅を訪問するというアウトリーチ活動が重視されていた．時間をかけて，現状を把握することに重点が置かれていた．

　1949年から活動が始まった農林省（当時）の生活改良普及員が現場に配置されたあと，彼女たちが徹底的に行ったことは現状把握であった．第二次世界大戦後に国家資格として制定された職種に保健婦がある．彼女たちも，現状把握をしないと活動はできないという．つまり，農林省と厚生省（当時）という異なるセクターであるにもかかわらず，もっとも最前線で仕事している人（フィールドワーカー）のスタンスは驚くほど類似していた．日本の行政にそういう文化が定着していたことが，この研究班の大きな発見の1つであった．ただ，そういう徹底した現場主義が戦後民主主義の高揚の中で醸成されたものなのかどうか，そのルーツについては今後のさらなる研究が必要である．本稿では，感染症対策，母子保健，栄養改善，生活改善といった活動分野の最前線で業務する専門職のことをフィールドワーカーと呼んでおきたい．

　結核対策の場合は，患者数が多すぎて，すべての結核罹患患者を入院させるわけにはいかない．そういう状況の中で，保健婦が現場に出かけ，患者個々の看護もするし服薬も管理もするニーズがあった．現場では，家族の健診をしたり，ほかにも病気の人がいないか確かめたり，ひとりの結核患者を通して地域全体の健康状況を把握するといった働きかけにつながっていった．

　助産婦の場合は事情が異なる．開業助産婦は一匹オオカミ的な要素があり，助産婦免許を取得したら日本国内どこで開業してもいいわけである．しかし，ほとんどの人が，地元を離れて助産婦学校に通った場合でも，卒業後には地元に帰って開業していた．帰郷してすぐ開業するのではなくて，まず地元の助産院や産院で2年間ほど働いている人が多い．この期間は助産婦が地域のことを十分に知る，地域についての情報を得る，地域の人たちに自分の存在を知ってもらうための大切な期間になっていた．もちろん生まれ育った地域のことはよく知っているが，助産婦という立場で地域とかかわっていく必要があった．先輩の助産婦や医師に教わりながら自らの助産技術をレベルアッ

プさせ，地元の母子保健関係者との間にネットワークを築いていったという．

現場主義で，地域のさまざまな情報を得るというだけではなくて，専門職としての自分の存在を認知してもらうことも大きな要素であった．その結果として，地域の人々から信頼を得る段階になると，より深い本当の情報が入ってくる．この過程にかなりの時間をかけていたことがわかる．少なくとも1年や2年，もっと長い時間をかけて現場に分け入ってから，本当の活動が始まっていた．

いま，多くの国際協力プロジェクトは3年から5年くらいのサイクルで立案，活動，評価を行っている．PDCAサイクルがもてはやされる場面では，Plan（計画），Do（実行），Check（評価），Action（改善行動）を短時間で進める効率性が要求されている．限られた時間の中で事前にニーズを把握するために，迅速診断（ラピッドアセスメント）や参加型手法といった形で簡単に手に入る情報を網羅的に収集する技法が開発された．一方，戦後日本の保健医療分野においては，予算が少なく，人手も乏しかった時代だからこそ，じっくりと人々と付き合って，時間をかけて，本当に必要な情報を掘り起こしていた．現場主義の中には，時間軸という重要な要素が潜んでいることを教えられた．より率直にいえば，1年くらいじっくりと時間をかけて相手の懐に入ってニーズを掘り起こしてから，プロジェクトをつくっていく必要があるのではないだろうか．相手のニーズを本当に把握するためには，住民の情報やニーズを入手する技法の開発だけでなく，プロジェクトが熟成するのを俟つ「仕込み」の時間が必要なのではないだろうか．

もう1つ，現場の中での重要な気づきが，自由裁量権（discretion）であった．フィールドワーカーは個々の事例に対して何をするのか，どのように実施するのかについては，現場で自分の裁量でベストの選択をすることができた．マニュアル化されていない部分で，自分の技術力を高めながら，自分が考えたこととコミュニティのニーズが一致するという創造的な仕事をしていた．

自由裁量権とは，アメリカ合衆国の社会学から提起された概念である（Vinzant et al., 1998）．マニュアルとガイドラインを作成し，マニュアルに書かれていない行動をしないようにスーパービジョンをして，サービスの質

を高めるというだけでは限界があるのではないかという発想から生まれた．人と人が接する場面で，例えば児童虐待や高齢者福祉にかかわる個々の具体的なケースに，どう対応するかを全部マニュアルに書き込むことは不可能だということがわかってきた．コミュニティサービスワーカーの自己裁量権を認めながら，その場に即した対応を誰の責任で行うのかといったことが議論されている．

　戦後日本では細かなマニュアルやガイドラインがなく，現場での判断は臨機応変にフィールドワーカーが自分たちの裁量でベストの選択をできるようなシステムになっていた．この大きな自由度の中で，専門職としての自律があった．

　開業助産婦の場合は，妊娠中に妊婦と契約して，契約が成立したら産後1週間ぐらいまでかかわる．妊娠中の管理について詳しいマニュアルはなく，助産婦も忙しいので，健康な妊婦には妊娠中に1回しか診察をしないこともあるし，何か問題のある妊婦は1週間に2回も3回も診察することもある．出産後のケアも同様に，普通は新生児の沐浴を1週間ぐらいするが，お手伝いの人がいて母子ともに健康の場合は，おばあちゃんに手伝ってもらいなさいと言って家族に任せてしまうこともある．しかし，手伝いの人が誰もいない家族には1カ月くらい家庭訪問を続けたりすることもある．自分が必要と思う人に必要なだけの仕事をして，それがだれから批判されるわけでもない．最終的に，地域に暮らす母と子が元気になっていくことが，自分の喜びにつながっていた．職業人としての自律の中で地域の人々が健康になることが自分のモチベーションにつながっていた．

　地域の中で仕事をしているのだから，彼らの活動はコミュニティが評価するということで行政も信頼できた部分がある．実際に家庭によって事情が大きく異なるコミュニティでの仕事を，すべてマニュアル化することには限界がある．日本では，ある程度の最低の基準を満たしながら，ガイドラインやマニュアルをつくらずに（つくれなかったのかもしれない），現場のフィールドワーカーの自己裁量権にゆだねるという見事なバランス感覚があった．当時開拓保健師として働き，いまは退職した方が，そういう仕事のあり方が

とても楽しかったという．自分が考え働きかけたことがコミュニティのニーズと一致し，非常に喜ばれ，その成功体験が自分の自己肯定感につながっていく．地域で働くということが，きわめて創造的な仕事だった時代の感想である．

2) 受益者からの賞賛や感謝という評価軸

数値による評価以外の評価軸，すなわちコミュニティからの評価軸が日本にはあった．受益者から賞賛や感謝をもらうことが最高の評価であり，またそれが動機づけになっていた．受益者自身が評価軸を持つことが一番強いし，持続性を持つのだということをフィールドワーカーたちが体感していた．

地域で仕事をする中で，地域の人々がいつも温かなまなざしで見守ってくれるわけではなく，地域からの厳しい目を絶えず意識していた．その結果として，自分自身の技術的な向上をめざして，いい仕事をしたいという意欲は強かった．

フィールドワーカーたちは，基本的に何をするかは決められているが，どのように実行するかという点は束縛を受けていない．自分の判断で行い，結果としてコミュニティが賞賛（appreciation）すればいいといった，事後承認のような評価の方法が行われていた．開業助産婦の場合の評価軸はお金でもないし，行政からの評価でもなく，やはり，村の人が自分のことをどう評価してくれるかという点が大きかった．実際，貧しい村では出産費用を負担できない人も少なくなかった．「あの助産婦はお金を払わなかったのに次の子どものお産も引き受けてくれた」と，村人に後々まで賞賛を受けることもあったという．また，国民健康保険の制度が一度崩壊したときに，国民健康保険の保健婦が，制度はなくなっても保健婦さんだけは残ってほしいと村の人に言われたエピソードを誇りとしていた．引退した後もいまだに「この村にはすばらしい助産婦がいた」と住民に語り継がれている事例もあった．

受益者から直接賞賛や感謝の言葉をもらうというのは，フィールドでの仕事の持続性にもつながっている．例えば，保健師がつくった地域住民グループの活動は，その保健師が赴任している期間の3年あるいは5年で終わって

しまう．しかし，住民の人々が立ち上げて育てているグループというのはその地域に残っていく．まさに，受益者からみたサステナビリティー論の視点でみると，外部から働きかけた者はいつかは去っていくが，地域で暮らす受益者がもっとも持続可能性を有している．その受益者が評価することを尊重したのは，サステナビリティーという言葉が普及する前に，この時期のフィールドワーカーの人々が持続することの大切さを体感していたのであろう．

1980年代に，筆者がインドネシアの北スマトラ地域保健向上プロジェクトの最終評価で，貴重な経験をした．当時は第三者評価の必要性が叫ばれており，タイのマヒドン大学アセアン健康開発研究所のクラッセ所長（Prof. Krasae Chanawongse）にお願いした．北スマトラ州の州都メダンからプロジェクトのモデル村までの片道2時間の道程の間，彼は車内で予防接種率，家族計画普及率などを矢継ぎ早に質問し，筆者はデータで答えて続けた．村に着いたとたんに，意識的に筆者を避けて，彼は村のヘルスボランティア[注1]の中に入ってみんなと一緒に楽しそうに話している．フィールド訪問が終わり，帰途の車中で「すばらしいプロジェクト活動，おめでとう．実際に村の人の表情や行動を見たら，言葉を使わなくても，村の人がこの活動をどのように感じているのか，私にはわかるよ」と言ってくれた．

一方，UNHCR（国連難民高等弁務官事務所）における難民キャンプでの活動評価では，キャンプ診療所の受診者台帳のすべてに目を通し，医師や看護師に質問し，医薬品の在庫を抜打ち調査し，その結果として活動状況をランク付けして評価していた．評価という言葉は同じだけれど，内容は大きく異なっていた．タイからやってきた教授に対して胸を張って自分たちの活動を説明していたインドネシアの村のヘルスボランティアに対して，難民キャンプの医師や看護師などの評価を受ける側のおどおどした視線が印象的であった．

すべての活動を数値で評価するという現在の国際社会の中では，賞賛という評価軸はほとんど異端かもしれない．しかし，数字だけで評価できない部

注1）ヘルスボランティア：インドネシアでは自発的に参加した村人が保健センターと協力して乳児健診などを主体的に開催している．

分もあることは多くの現場で気づかれ，質的な評価の重要性が再認識されている．医学では，早くから Narrative-Based Medicine の重要性が提唱されている．ただ，保健医療サービスの評価においては，満足度といった形でサービスの受け手あるいは消費者の視点から評価されることが多い．今回の研究班が指摘した「受益者からの賞賛という評価軸」は受益者からの能動的な行動にもとづく評価軸であり，今後の保健医療サービスの評価の在り方を考えるときの参考になるのではないかと考えられた．

3）セクターを越えた協働

当時は，厚生省，文部省，農林省という官僚機構による縦割りの施策が行われていたが，コミュニティ・レベルでは，助産婦，保健婦，栄養士，生活改良普及員，教員というセクターを越えた協働作業が成立していた．1つの職種だけでは解決できないような生活上の課題が山積していたことも，自然な流れとして，このようなインフォーマルな形での情報交換と横のつながりというネットワークの構築につながったのであろう．

厚生省，文部省，農林省という縦割りの官僚機構は非常に強固で，中央から地方にいたるまで見事なくらいに縦割りの施策が行われていた．ところが，コミュニティに近いところでは，実際は，プライマリヘルスケアという概念ができるはるか以前から，保健，医療，生活改善，教育，栄養といった多くのセクターにまたがった協働作業ができていた．

例えば，若い保健婦が突然離島に派遣されて来ても地域のことも住民のこともわからないので，開業助産婦から地域の貴重な情報を得る．一方，開業助産婦は，乳幼児健康診査や保健指導の新しい知識を若い保健婦から教えてもらう．例えば，長崎県対馬などの離島では，保健婦が体重計と身長計をリヤカーに乗せて乳幼児健康診査を行うのを，開業助産婦が手伝うといったこともあったという．また，農繁期に臨時の保育所を開設する村においては，保健婦や教師だけでなく，教育を受けた村の女性が一緒になって保育するという協働も少なくなかった．

すべてインフォーマルな形で自然にできていったセクター間の協働

（intersectoral collaboration）であった．行政が指示したものではなく，コミュニティに近い場所で，セクターを超えた専門職や住民が協働できる余地があったということができる．むしろ，現在では，事故があったときの責任の所在や個人情報の取扱いなどが最初に議論され，このような自然発生的かつ自由闊達なセクターを超えた協働が実現しにくい環境になっているのかもしれない．

　日本のコミュニティ活動の大きな特徴は，住民が動き始めたときに，そのコミュニティ活動に専門家が絡んでいることにある．いわゆるコミュニティの人々だけの専門職を排除した住民参加ではなくて，コミュニティの一員として助産師とか栄養士といった専門職が入り込んでいる．そういうプロフェッショナルな部分を巻き込んで，保健医療に関する地域住民活動が展開していた．

　例えば，「ハエと蚊をなくす生活実践運動」においては，住民組織が母体にあって，組織の活発なところがモデル村に選定された．モデル村における薬剤噴霧においては，必ず専門家が関与することになる．しかし，専門家は資源も限られているので，大きく発展しそうな芽のあるところにだけ関与することになる．その将来性のありそうな地域を見極めるプロフェッショナルな視点を持っていたのが，地域に根付いた活動をしていた生活改良普及員や保健婦であった．

　住民の主体性を尊重しながらも，保健医療分野での活動として専門職が介在することも必要である．狭い保健医療の専門職だけでなく，農業，栄養，教育，生活改善といった専門職と協働することにより，現場に寄り添った質の高い住民活動を盛り上げていくことができたのであろう．

4）専門職としての研鑽と自立

　専門職としての研鑽と自立のために，既存のシステムを最大限に活用していた．研修予算が乏しいため，手当の支給，規則や施策の伝達，技術的研修などをまとめて同時に行った．既存システムの活用により，最小限の投入で大きな効果をあげることができた．

開業助産婦として全員が加入している助産婦会の会合では，年に2回ぐらい事例報告の研修会の場で，非常に困った事例などを発表して先輩のアドバイスを受ける恰好の機会になっていた．伝達講習会というシステムも有効であった．長崎県の助産婦会の代表者1～2名が東京に研修に行き，長崎市にもどってきて伝達講習をする．この伝達講習会には，離島を含めたそれぞれの地域からの代表者が1～2名が参加する．伝達講習を受けた後，代表者は地元にもどり，今度は地元の開業助産婦を対象に再び伝達講習会を行うという方法である．開業助産婦は自由裁量権を持ち各自が自由に活動できるという反面，責任感も非常に強く，研修会には熱心に参加した．

　リーダーが得た知識は，自分だけで独占してはいけないという職業的倫理観があった．また，長崎の離島の参加者の利便性を考えて，朝一番の船で出て最終の船で帰れる時間帯に研修を設定するといった工夫や配慮が行われていた．

　この伝達講習会や研修の持っている意味が，途上国で行われているワークショップと大きく異なっている理由として，職能団体としての機能があげられる．研修とは，専門職が自分たちのスキルを高めるための場であり，先輩や後輩の枠を越えて専門集団としてのネットワークの結節点となっていた部分が大きい．だからこそ，自分たちで旅費を出して，自分の時間を使って技術を高めていくという専門職としての自負と矜持が強かった．だからこそ，自分が学んだ新しい知識や技術をひとり占めせずに，職能団体の仲間と共有するのである．また，少なくとも，いま途上国の多くで行われているような，1週間のワークショップに参加するために地域医療の医師や看護師が不在になるといった事態はまったくみられなかった．

　専門職としての独立性に関与するもう1つの大きな要因は，ヘルスワーカーの経済的な自立であった．助産師や保健師というフィールドの中で働いているプロフェッショナルは，少なくとも生活できるだけの収入源はかろうじて確保されていた．

　僻地の農山漁村では，最初に村で自転車を購入した女性も最初に村でバイクを購入した女性も開業助産婦であったという．颯爽とバイクにまたがり村の

道を疾走する助産婦は，村の女生徒たちのあこがれのロールモデルであった．もちろん，仕事道具であるという意味合いはあるが，開業助産婦が自家用車や通信手段である電話を早い段階で購入していることからも，ある程度の現金収入があったと想定される．当然人気がある助産婦とあまり人気がない助産婦が出てくるはずなのだが，たとえ人気があっても自分1人だけで稼ごうとはせずに，他の助産婦に妊婦を譲ったりして，地域の妊婦を助産婦集団の中で上手に按分していた．したがって，同じ地域ならば開業助産婦は皆同じような生活で，飛び抜けて稼ぐような人はいなかったという．仲間同士の暗黙の相互扶助という支えあいのシステムが働いていたということができる．

戦後開拓保健婦になった人の中には，看護婦からの転身組が多かった．看護婦よりも給料が高い，また医師の指示で働くのが嫌だったという理由も少なくなかったが，新しい活動へ挑戦することへの意欲や，「役に立ちたい」という気持ちの強さの方が勝っていたのではないかと思える．

助産婦や保健婦は，地域の保健医療の最前線で働く専門職である．当時の日本の行政は財政的には決して豊かではなかった．しかし，地域で働く専門職にはぜいたくはできないけれど，そこで暮らしができる収入源を確保していた．最低限の投資として，生活できる給与を提供することで，人材確保を行っていたということもできる．

途上国の多くの国では，地方や僻地に赴任する医師や保健医療専門職には，若干の僻地手当てがつくことは少なくない．しかし，多くの場合，基本的な給与額が低いために，役所から支給される給与だけでは生活できないという実態がある．医師や助産師は，公的な仕事とは別に自宅で開業することもある．看護師や事務職は，自宅の畑で行う農業収入をあてに生活している．そして，国際機関や国際援助機関が実施する研修やワークショップに参加することで得られる高い日当は，彼らにとって魅力的な臨時収入となっている．

そのような途上国の現実を知る者からみると，戦後日本の地域を担ってきた保健医療専門職が，専門職としての矜持をもって清貧の中で自己研鑽に励んできたように映る．同業者同士の助け合いや励ましあいがあり，ときには経済的なセイフティ・ネットとして機能したこともあったと考えられる．

5）巧妙なアドボカシーとマーケティング

　住民に働きかけて政治家を動かす，地域外の大学や研究機関協力してデータを収集する，現場の工夫や試行の発表会をもつなど，活動を広めるためのチャンネルをもっていた．村やコミュニティにおける活動が地域の中だけで完結するのではなく，地域外の大学や研究機関と協力し，政治的な働きかけやメディアも使った広報も行われていた．

　例えば，開拓保健婦は，僻地に来てくれる医師とか若い医師の卵たちに実習を行う現場を提供しつつ，同時に住民の検診を実施してもらう．医師たちはそのデータを使って学会などで発表するが，保健婦はそのデータを村の議会に提出することにより必要な予算を獲得するというような連携が行われていた．Win-Winの関係，あるいは大学の地域貢献といった21世紀の流行用語を使うまでもなく，地域の保健医療に関心を持つ同士の素朴な意味での「持ちつ持たれつ」の関係性が機能していたといえる．

　母子保健活動に関する愛育班活動も市長や地元選出の国会議員などに上手に働きかけて，予算を獲得し自分たちの要求を実現していくという政治的なアドボカシーも行われていた．そういう活動の実際が表面に出ることは少ないが，設立何十年の記念誌などにさりげなく政治家との関係が書かれていることがある．公衆衛生や予防医学の分野で住民参加というと，政治とは無関係な中立的なイメージを受けるが，それだけでは政策立案や予算獲得につながっていかない．地域の活動を充実させるために，今の言葉でいえば，政治的や社会的な影響力を持つ人や団体に対して積極的にアドボカシーをしていたといえる．

　同時に，地域活動の成果を多くの人に知ってもらうために，メディアなどを巻き込んだ非常に巧妙なソーシャル・マーケティングを実施していた．1950年に創設された保健文化賞や1972年に創設された医療功労賞など，地域で地道に保健医療活動をしてきた人材を表彰するシステムが地方行政と密接に関連して全国を網羅している．全国表彰の対象者を全国の津々浦々から拾い上げていくときに，医師，助産師，看護師などの職能団体が大きな役割を果たしてきた．この仕組みにメディアが介在することにより，新聞，ラジ

オ,テレビで取り上げられる.人知れず地域で地道に活動していた人に,全国的なスポットライトを照らす仕掛けである.

一方,表舞台に立つよりも黒子のような役割に生きがいを見出す人も少なくなかった.開拓保健師が生き生きと嬉しそうに語ってくれたのは,自分の活動している地域住民がすばらしい活動を行い,その結果として表彰されたことであった.自分の活動の成果を語るのではなく,住民活動の支援者だったところに大きな喜びを見出していた.まさに,晏陽初の「人びとのなかへ(Go to the people)」に通じるフィールドワーカーとしての世界観があった.

6) 外部からの援助機関がいなかった幸運

国外からの援助機関や国際機関がいなかったので,優秀な人材が海外に引き抜かれることはなくて,すべて日本のシステムの中にとどまったことは,戦後日本にとって大きな僥倖であった.また,限られた予算と人材を戦後保健医療の中で結核と母子保健に「選択と集中」することができた.

日本では,第二次世界大戦後はGHQ(General Headquarters:連合軍総司令部)の公衆衛生福祉局が政策立案を実施していた.しかし,1952年4月にサンフランシスコ平和条約が発効されたあとは,国連機関や国際NGOが日本国内の地域保健医療の中で中心的な役割を果たすことはなかった.また,一部の宗教系の病院を除いては,外国資本の病院や医療サービスが日本では活動しなかった.

現在の多くの途上国では,保健省の建物の中にWHOオフィスがあり,政策立案に深く関与している.また,地域では,ODA(政府開発援助)や国際NGOによる感染症や母子保健などのプロジェクトが乱立している.大都市では外国資本の私立病院が建設され,最新の医療機器を使って私費診療を行っている.そのような現状をみれば,日本語での診療が必要だったという障壁があったにせよ,1952年以降,ほとんど外国資本が投入されることなく,保健医療の改善に邁進できた日本は恵まれていたのかもしれない.具体的にドナー援助機関が日本国内に入ってこなかったことにより,結果論として次のようなメリットがあったと考えられる.

1つは，ドナー援助機関がいなかったので優秀な人材が海外の機関に引き抜かれることがなく，優秀な人材のほとんどが日本のシステムの中にとどまることができた．いま，多くの国で，優秀な保健医療人材の頭脳流出が大きな問題となっている．日本人は語学の問題があるかもしれないが，海外からの引き抜きも少なく，また留学した学生のほとんどは日本に帰国した．いま途上国では，政府機関で活躍している優秀な人ほど，国連機関やODA，国際NGOからのヘッドハンティングを受けて，給料の高い仕事先に移ってしまう．ドナー援助機関が人材育成のプロジェクトを成功させるために，地元の優秀な人材を雇用する結果，能力の高い人が地域の保健医療機関から離れていくという皮肉な現象が起きている．

　2つ目に，ドナー援助機関がいなかったので，乏しい予算と人材を重点分野だけに「選択と集中」することができた．具体的には，戦後の公衆衛生活動の多くは結核と母子保健に集中し，成人保健や精神保健などはほとんど活動が行われていなかった．確かにそれは大きな問題であったが，乏しい人材をもっとも必要とする分野で活躍してもらうための戦術であったとみなすこともできる．いまの途上国では，感染症，母子保健，予防接種，非感染性疾患（NCDs），障害者ケアなど多種多様なプロジェクトがドナー援助機関の主導で実施されている．しかし，どのプロジェクトにおいても，地域の最前線で患者や地域住民に接し保健医療サービスを提供するのは，地域の保健センターのスタッフである．保健センターのスタッフである看護師が，たった1人で10以上のプロジェクトを担当していることも少なくない．このようなフィールド最前線に対する過剰な負担というのは，少なくとも日本の中ではほとんど見られなかった．

　3つ目として，ドナー援助機関がいなかったので，自分たちの工夫で既存のシステムを最大限活用することができたことがあげられる．ドナー援助機関が数日のワークショップの費用を負担したなら，当時のフィールドワーカーたちもきっと，そういう研修に参加したかったのかもしれない．残念ながら，当時の日本は本当に貧しくて，数日の研修を実施する費用がなかったので，1日の伝達講習会や研修を繰り返すことにより，技術の向上を図って

いった．自分たちのできる範囲のことしかできなかった．だからこそ，地域の人材が地域で仕事をするという当たり前のプロセスが持続可能になった．まさに，プライマリヘルスケアのエッセンスである地域の自立と自決（self-reliance and self-determination）につながっていたということができる．

　ここまで，戦後の日本の地域保健医療のポジティブな面に焦点を当てて議論してきた．しかし，同時に負の教訓も伝えていく必要がある．急速な経済発展とともに，コミュニティの人々の関係が希薄になり，コミュニティ活動もその輝きを失っていく地域が少なくない．また，森永ひ素ミルク，胎児性水俣病，大腿四頭筋短縮症，未熟児網膜症など，高度経済成長の前後に医療分野でのさまざまな社会問題を生じてきた．同じ轍は踏まないでほしいという願いを込めて，そのような影の部分をも謙虚に伝えていく努力が必要である．

3．日本の保健医療の軌跡は格差社会への対策につながるのか

1）格差と闘うグローバルな保健医療施策

　国際通貨基金（IMF）によれば，1人あたり名目GDP（Gross Domestic Product：国内総生産）がもっとも高いルクセンブルクでは約11万9千米ドルであり，もっとも低いブルンジやマラウイでは350米ドルにすぎない．その差は350倍にのぼる．一方，国と国の間の格差だけでなく，同じ国の中でも格差は厳然と存在している．インドネシアの33州の所得をみると，資源が豊富な東カリマンタン州や首都のジャカルタ特別区が上位を占め，多くの離島から構成される北マルク州やマルク州が下位を占めた（インドネシア統計局データ）．信頼のおける基礎データに乏しい途上国では，国内の地域ごとの経済格差の統計は慎重に読み解く必要があるが，その格差は最大で25倍にのぼる（中村，2016）．

　このような貧困の格差は，命の格差に直結している．筆者自身が暮らしたことのあるインドネシアを例にとってみよう．一握りのもっとも裕福な人々は，病気の治療のために近隣のシンガポールやマレーシアの大病院を受診す

る．富裕層の多くは，インドネシア国内の有料の民間病院を受診する．そこでは，欧米の留学から帰国した医師が診察し，高額の検査機器が備えられ，特等の病室は一流ホテルのスウィートルームのようである．多くの都市の一般住民は公立病院を受診することになるが，待ち時間が長く，限られた検査しかできない．しかし，農村部の住民はもっと悲惨である．病気になったときに，地域医療機関としての保健所や地域病院の果たす役割は大きく，2014年には国民皆保険システムが動き始めた．しかし，病院までの交通機関に乏しい，交通費が払えない，労働に忙しくて時間がないなど種々の理由により，医療機関へのアクセスそのものが困難な状況である．また，医療機関においては，医師がいない，血圧計や体温計といった基本的な医療機材がない，医薬品の供給が不十分であるなど，問題は多い．それらの結果，インドネシアでは，乳児死亡率（出生1000人当たりの1歳未満児の死亡数）はもっとも低いリアウ州で27，もっとも高いパプア州で114，その格差は4.3倍であった（インドネシア人口保健調査2012年）．

このように，多くの途上国では，医療従事者や医療施設の絶対数の乏しさに加え，極端な大都市への医療の遍在がみられる．人口の大多数が住んでいる農村部の診療所では，医師も不在で医薬品もほとんど入手できない一方，大都市の病院では最新の検査機器やレントゲン機器が完備している．また，不安定な政治体制，経済発展の停滞，国内の貧富の格差の増大などの社会経済的背景はもとより，感染症の蔓延，栄養障害の存在，保健医療システムの問題，伝統的医療との相克など，解決すべき保健医療分野の課題が山積している．

このような格差と闘うためのツールとして，2015年の第70回国連総会において，「わたしたちの世界を変革する持続可能な開発のための2030アジェンダ」が採択され，17の持続可能な開発目標（Sustainable Development Goals: SDGs）と169の具体的なターゲットが設定された．そして，「だれひとり取り残さない（no one left behind）」という理念が謳われ，政府，市民，企業などが分野を越えて，協働することが求められている．その道のりは，まだ始まったばかりである．

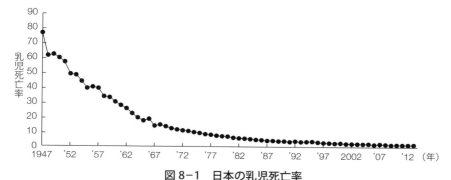

図8-1 日本の乳児死亡率
乳児死亡率：出生1,000人あたりの1歳までの乳児死亡数．（母子衛生研究会，2016）

2）格差に対峙する－「途上国ニッポン」としての経験－

　戦後日本の保健医療水準は短期間でおどろくほどの改善をみた．平均寿命（0歳時平均余命）は，1947年の男性50.06歳，女性53.96歳から，2016年には男性80.98歳，女性87.14歳にまで延び，女性の平均寿命は世界一を誇っている．この69年間のうちで，男性は30.92歳，女性は33.18歳の寿命が延びたことになる．

　国や地域の健康水準を比較する指標として使われる乳児死亡率については，1947年は76.7だったが，継続して減少し，2016年には2.0にまで減少した（図8-1；母子衛生研究会，2016）．注目すべきはその減少のスピードである．1950年は60.1，1960年は30.7，1970年は13.1，1980年は7.5というように，10年ごとに半減してきた．ミレニアム開発目標での5歳未満児死亡率の目標が25年間で3分の1であったことを考えると，日本はその倍近い速さで乳児死亡率の減少に成功した稀有な国であるということができる．

　そして，現在の日本．子どもの貧困が大きな社会的な課題となったのは，21世紀になってからであった（阿部，2008）．その後，格差社会とその影響による医療や健康の課題が続々と明らかになっている．等価可処分所得の中央値の50％以下の所得で暮らす相対的貧困という指標によれば，2015年の子どもの貧困率は13.9％であった．社会全体が豊かになり，生活水準があ

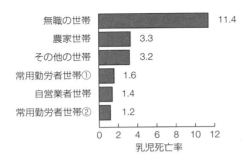

図 8-2　世帯の主な仕事別にみた乳児死亡率
常用勤労者世帯①：勤務先が 100 人未満の企業
常用勤労者世帯②：それ以外の企業，公務員，会社役員など
（e-Stat，2015 より作図）

がっていく中で，格差が広がり，7 人に 1 人の子どもが一般的な水準の半分以下の状態で暮らさざるを得なくなっていることを示している．特に，ひとり親世帯の子どもの貧困率は世界的にみても非常に劣悪な状態のままである（山野，2014）．

　世界に誇る日本の乳児死亡率も，世帯間格差が広がっている．2015 年の人口動態調査によれば，勤労者世帯や自営業者世帯では乳児死亡率は 2.0 以下であるが，農業世帯では 3.3，何と無職の世帯では 11.4 に跳ねあがる（図 8-2）．親の職業によって，子どもの命の格差につながっている．このような親の職業や所得による健康格差は，先進工業国や低・中所得国を問わず，世界中でみられる現象である．日本ではかつては経済格差が小さく，国民皆保険の成果として，医療の格差は小さいように思われてきた．しかし，日本だけが例外であり続けるわけはなく，経済格差が医療や命に直結する状況が生じているのである．

　「すべての人びとに健康を！」というスローガンのアルマ・アタ宣言が出される 1978 年以前に，日本各地では地域の人々とともに，だれひとり取り残すことなく，だれもが保健医療サービスの恩恵にあずかれるようにと，地道な取り組みが行われていた．まさに，公平さを主眼としたプライマリヘルスケアの実践であった．

　当時は，「ハエと蚊をなくす生活実践運動」では住民が蚊の発生源である水たまりを減らし，愛育班による母子保健活動では地域住民の女性が乳幼児の体重を測定していた．保健医療活動の中に，住民が実際に活動する余地が

十分にあったのである．ところが，発達や成長における検査項目が増加し，より健診の精度が緻密になるにつれて，すべてが専門家の管理下に置かれるようになると住民が参加できる雰囲気がとぼしくなってくる．

プライマリヘルスケアを実践していたときには，機材もなく人員も不足していたので住民に手伝ってもらったというのが最初の動機だったかもしれない．しかし，それが保健医療に対する住民参加の重要な要素になっていたのである．いま，地域での保健医療の人材不足が大きな課題になっているが，専門職を増やす方向だけを指向するのではなく，地域にある潜在的な人材である地域住民を主体にした「住民参加」の地域保健医療を再構築する時期ではないだろうか．

3）学際的アプローチの重要性－保健医療施策だけでは健康を守ることができない－

児童虐待の課題は，保健医療，福祉，教育，警察などにまたがっている．高齢者の医療問題に取り組むには，病院，診療所，保健センター，福祉センター，リハビリテーション施設，介護施設など，多くの機関との連携や協働が必要になっている．

端的にいえば，医師や看護師をはじめとする医療専門職だけでは，健康を守ることができなくなっている．最近になって，チーム医療，地域包括ケアなど，さまざまな取り組みが行われているので，学際的アプローチは新しい概念であると誤解されている面がある．

しかし，日本の戦後の保健医療において，中央官庁では縦割り行政であった時代に，現場にもっとも近いフィールドワーカーの間では，保健，医療，教育，農業，生活改善といった幅広い分野にわたって，各々の活動分野を越えた連携やネットワークが行われていた．

いまの用語でいえば，シナジー（synergy）効果である．異なった業種で連携したり，異なった役所同士で1つの事業に取り組み効果をあげたり，異なる経験を持つものが提携することで技術が高まったりするときに使われる．当時は「シナジー」といった言葉はなかったけれど，まさに，同じ地域

で共通する課題を持つ者同士が，学際的アプローチで協働する中で，シナジー効果が生まれていた．

　日本の中でも，関東と関西では文化が異なり，都市部と地方では地域ごとに連携のノウハウは異なる．いま，種々の分野で学際的アプローチが行われているが，もっと地域性を自覚した方がいい．中央官庁が作図した協働プランに追従するのではなく，自分たちの地域で，過去にどのような学際的アプローチがあり，それがどのようなシナジー効果を生んでいたのか．過去の実績をみつめる中で，その地域にふさわしい未来の協働の形がみえてくるに違いない．

4）健康を守る権利と専門職としての矜持－社会的共通資本としての保健医療－

　戦後日本の発展の歴史の中で，保健医療のフィールドワーカーたちは地域住民との公私にわたるネットワークの中で，お互いに尊敬しあう関係性を気付いていた．同時に，専門職としての矜持を維持しつつ，専門職同士の連携を深めることにより日進月歩の医療技術の習得や新しい知識を獲得することを可能にしていた．プライマリヘルスケアが指摘する，自決と自立の精神に則り（in the spirit of self-reliance and self-determination），研鑽に励んでいたということができる．

　その精神は，日本人でノーベル経済学賞にもっとも近かったといわれる経済学者宇沢弘文の「社会的共通資本」につながっていく（宇沢，2010）．豊かな社会とは，「すべての子どもたちが，それぞれの多様な資質と能力をできるだけ発展させ，その社会にふさわしい人間として成長できる学校教育を受けることができる」といい，「疾病や障害，およびその予防に関して，その社会が提供できる最適の保健医療サービスを受けることができる」社会であるという．

　医療的最適性と経営的最適性が乖離していることを指摘し，資本主義の経済システムに教育や医療を適合させるのではなく，教育や医療のありかたに合わせた経済システムを考えるべきであると訴えた（宇沢，2000）．

　日本においては高度成長する前の「途上国ニッポン」の時期において，特

に地方や僻地における学校教育やプライマリヘルスケアの充実に積極的に取り組んできた．教育や医療に関する社会的共通資本は，官僚的な管理や市場の利益追求の対象にすべきではない．社会的共通資本とは，「職業的専門家によって，専門的知見にもとづき，職業的規範にしたがって管理維持されなければならない」という．

　首都から遠く離れた僻地や離島の助産所や保健所に，職業的規範にしたがって判断することのできる専門家がいたからこそ，戦後日本の社会的共通資本が維持されていたと考えることができる．

5）人々のなかへ（Go to the people）の思想

　戦前の中国の農村で活動した経験をもつ晏陽初（Yen Yang Chu）は，第二次世界大戦後に中国共産党に追われるようにしてフィリピンに行き，国際郷村復興研究所（International Instituted for Rural Reconstruction：IIRR）をフィリピン人のフラビエ氏（後の保健大臣）たちと一緒になってつくった．晏陽初の農村開発の思想は，「人びとのなかへ（Go to the people）」という短い詩に端的に表現されている（表8-1；宋，2000）．

　人びとのなかに行き，彼らを好きになって，すでにあるものの上に築いていく．しかし，すべての仕事が完成したときには，地域の住民は自分たちの力でやり遂げたのだという．そういう仕事ぶりをめざす世界である．戦後日本のフィールドワーカーは名誉や金銭ではなく，受益者を愛し，彼らからの賞賛の声を励みに仕事をしてきた．地域活動が数字で評価され，自分のパフォーマンスを自分でアピールしていかないと競争から脱落していく，現在のグローバルヘルスの潮流とはかなり距離のある発想である．

　自然の流れに身を任せてしまうという老子的な，あるいは東洋的な思想が，世界的に広まっていった．そのキーパーソンは，ネパールの農村で医療活動をしていた岩村昇氏である．彼は，日本の地域医療者や国際保健医療協力の専門家に「人びとのなかへ」を伝授しただけでなく，アメリカ合衆国の保健医療NPOのManagement Science for Health（MSH）の創設者のO'Connor氏にも晏陽初の精神を伝えた（O'Connor, 2005）．

表 8-1 Go to the people

Go to the people. Live among them. Learn from them. Love them. Start with what they know. Build on what they have. But of the best leaders, when their task is accomplished, the people all remark "We have done it ourselves"	人びとのなかへ行き 人びとととともに住み 人びとから学び 人びとを好きになりなさい 人びとが知っていることから始め 人びとがもっているものの上に築きなさい しかし，本当にすぐれた指導者の 仕事が完成したときには 人びとはきっとこういうでしょう 「私たちがこの仕事をやり遂げたのだ」と

（宋（2000），O'Connor（2005）をもとに，人口に膾炙したものを採用した．）

　現場の中に深く入り込み，人々と交歓する中で保健医療の仕事をしていくという現場主義と，外部の力を借りながらも自分たちの力で活動をやり遂げるという住民参加には，深い関連性がある．それは，日本の戦後の保健婦や生活改良普及員が持っていた精神世界と共通している．また，同時に，決してアジアだけに特化したものではなく，米国国際開発庁（USAID）から巨額の資金を得て世界中で保健医療プロジェクトを展開している国際NPOの理念にも通じる部分があることを理解していく必要があろう．

　日本の戦後の保健医療の発展の軌跡を，日本独自のものとして賞賛する方向だけで今後の分析を進めるのではなく，グローバル世界の中で，アジア，アフリカ，欧米とも共通する要因は何かという視点から分析していく必要があろう．

4．過去と対話し，未来を拓く

　歴史社会学のケンブリッジ・グループは，「歴史を通じてみる現在」という発想の中で，「何が変わったのか」と同時に「何が変わらなかったのか」を明らかにすることの重要性を指摘している（斎藤，1988）．歴史的空間的対話に援用すれば，日本の保健医療の歴史を通じて，現在の日本の保健医療と何が変わったのか，何が変わらなかったのかを分析するだけでなく，途上国

の現在の保健医療と何が同じで，何が異なっているのかを明らかにする必要がある．

　ここでは，日本の保健医療の歴史的分析を行う中で，現在の途上国との大きな違いがみつかった．1つは，具体的な数値目標の有無である．途上国では，健康指標の改善をめざす際には，「2015年までに妊産婦死亡率を4分の1に減らす」，「2030年までには新生児死亡率を12以下に減らす」といった具体的な目標を設定するのが普通である．しかし，日本では，戦後の急激な乳児死亡率の減少においても，20世紀の間は厚生省は一度も具体的な数字を出して目標設定したことはなかった．ときに，具体的な数値目標を出した自治体はある．岩手県沢内村では，「乳児死亡率ゼロ」を目標に掲げた．「蚊とハエをなくす生活実践運動」も，最終的な目標はゼロであった．究極の目標を掲げるが，そのための方策として，具体的に，毎年何パーセント減少させるのかといった目標は決めなかった．言い換えれば，究極の目標があり方向が決まっていれば，それに到達するためにどのような手順や道筋をとってもいいという暗黙の合意だったと考えられる．

　もう1つは，生まれ故郷に帰って自然体で仕事をする専門職の存在である．例えば，開業助産婦の場合は，資格を取るために一度は町の学校で勉強し，実際に病院にも勤めるけれど，その後何年かしたら自分の村にもどることが多い．今の途上国では，一度，都会で勉強した人は，なかなかUターンしてくれない．日本では，医師，保健婦，助産婦という貴重な人材が，都会で教育を受けた後，生まれ故郷にもどっていった．戦後日本で高度経済成長の前後には，自然体でUターンできるシステムがあった．このシステムの人的・経済的な仕組みを解明することも今後の仕事の1つであろう．

　この数値目標に依存しない保健施策と地方で生き生きと仕事する専門職の存在は，グローバルヘルスの未来を拓くための，過去からいただいた宿題である．宿題といえば，もう1つ，本書の中では十分に議論できなかった，日本の保健医療の歴史の負の側面がある．日本の地域保健の輝かしい成功の軌跡だけでなく，森永ひ素ミルク，胎児性水俣病，大腿四頭筋短縮症，未熟児網膜症などの影の部分をも謙虚に伝え，世界の健康に少しでも貢献すること

が求められている．

　先進諸国と途上国，国内問題と国際問題というように区別して考えるのではなく，感染症，高齢社会，環境問題，国際的な人的交流の増加などにより，地球規模での地域保健の課題と日本の地域保健の課題は直結している．今後は，日本人だけで日本の歴史分析をするのではなく，先人たちの過去の努力を世界の未来のためにグローバルな視点からも分析をすすめることが求められている．

文　献

阿部　彩：子どもの貧困－日本の不公平を考える－．岩波新書，2008．
e-Stat：世帯の主な仕事別にみた生存期間別乳児死亡数・率（世帯の主な仕事別出生千対）及び百分率．2015．https://www.e-stat.go.jp/SG1/estat/GL08020103.do?_toGL08020103_&listID=000001158058&requestSender=dsearch（2017年11月29日）
母子衛生研究会：母子保健の主なる統計　平成27年度刊行．母子保健事業団，2016．
中村安秀ほか：戦後の日本の経験を国際協力に活用する．公衆衛生，69（7）：561-568, 2005．
中村安秀：国際協力とグローバル共生．pp. 78-92（河森正人ほか編：共生学が創る世界．大阪大学出版会，2016.）．
O'Connor R: Dr. Noboru Iwamura and the Creation of Management Sciences for Health: Lessons from the Past and Implications for the Future of Non-Profit Organization. Journal of International Health, 20（2）: 2-6, 2005.
斎藤　修：家族と人口の歴史社会学．リプロポート，pp. 9-22, 1988．
宋　恩栄著，鎌田文彦訳：晏陽初－その平民教育と郷村建設－．農山漁村文化協会，2000．
宇沢弘文ほか：社会的共通資本としての医療．東京大学出版会，2010．
宇沢弘文：社会的共通資本．岩波新書，2000．
Vinzant JC et al.: Street-Level Leadership: Discretion and Legitimacy in Front-Line Public Service. Georgetown University Press, 1998.
山野良一：子どもに貧困を押しつける国・日本．光文社新書，2014．

【中村　安秀】

索引

和文

【あ行】
愛育班 130
朝日訴訟 35
アドボカシー 170
アルマ・アタ宣言 3
インフラストラクチャー 1
栄養失調 94
えじこ 53
沖縄寄生虫予防協会 114
オタワ憲章 9

【か行】
開業助産婦 63
開拓保健婦 86
介輔制度 108
改良かまど 47
改良便所 51
学際的アプローチ 177
家族計画 54
官民連携 27, 124
気管支炎 94
寄生虫 94
行政主導の住民参加 32

結核 24, 94, 106
——予防婦人会 32
——予防法 11, 25
健康教育 4
健康の社会的決定要因 21
公衆衛生活動 10
公衆衛生看護婦 86, 109
国際協力機構（JICA） 133
国際人口開発会議 6
国際保健医療協力 19
国民皆保険 12
国境なき医師団 3
子どものための世界サミット 6

【さ行】
沢内村 149
3歳児健康診査 11
持続可能な開発目標（SDGs） 7
自治医科大学 13
児童福祉法 11
シナジー効果 177
社会的共通資本 18, 178
自由裁量権 162
住民参加 15, 27
新生児死亡率 17

健やか親子21 132
生活改良普及員 40
政府開発援助 171
世界女性会議 6
世界保健機関（WHO） 3
セクター間の協働 166
世帯間格差 176
選択と集中 172
相対的貧困 175

【た行】
だれひとり取り残さない 7
地域保健活動 10
地球環境サミット 6
適正技術 16
伝達講習会 74
トラコーマ 46, 94

【な行】
乳幼児死亡率 13
妊産婦ケア 18
妊産婦死亡率 129
妊産婦手帳 135
妊婦健診 67
農業改良普及員 43
農夫症 97, 98

【は行】
ハエと蚊をなくす生活実践運動 167

万人のための教育世界会議 6
非感染症疾患 7, 27
必須医薬品 4
人びとのなかへ 171
フィールドワーカー 164
フィラリア 106
プライマリヘルスケア 3, 9, 15, 176
平均寿命（0歳時平均余命） 175
米国民政府 105
ヘルスボランティア 16, 165
母子愛育班 133
母子健康センター 66
母子健康手帳 17, 133
母子保健 4
　――推進員 133
　――法 11

【ま行】
マタニティマーク 132
マラリア 106
ミレニアム開発目標 6
無医村 13, 94
ユニバーサル・ヘルス・カバレッジ 7, 37

【ら行】
離島 65
リプロダクティブ・ヘルス 5
連合軍総司令部 10, 40, 171

欧文

Alma-Ata Declaration 3
appropriate technology 16
BCG 接種 24
community involvement 32
community participation 15, 27
discretion 162
essential drug 4
Evidence-based Medicine : EMB 15
General Headquarters : GHQ 10, 40, 171
Go to the people 171
JICA 133
Management Science for Health : MSH 179
Millennium Development Goals : MDGs 6
Non-Communicable Diseases : NCD 7, 27
ODA 171
PDCA サイクル 162
Primary Health Care : PHC 3
Public Private Partnership 27
Social Determinants of Health : SDH 21
Sustainable Development Goals : SDGs 7
synergy 177
United States Civil Administration of the Ryukyu Islands : USCAR 105
Universal Health Coverage : UHC 7, 37
WHO : World Health Organization 3

人名

David Werner 2
朝日茂 35
岩村昇 179
金城妙子 117
平良健康 113

2018年7月20日　第1版第1刷発行

地域保健の原点を探る
―戦後日本の事例から学ぶプライマリヘルスケア―
定価（本体2,400円＋税）　　　　　　　　　　　　　　検印省略

	編　著	中村　安秀
	発行者	太田　康平
	発行所	株式会社　杏林書院
		〒113-0034　東京都文京区湯島4-2-1
	Tel	03-3811-4887（代）
©Y. Nakamura	Fax	03-3811-9148
	http://www.kyorin-shoin.co.jp	

ISBN 978-4-7644-0538-7　　C3047　　　　　　　　三報社印刷／川島製本所

Printed in Japan

乱丁・落丁の場合はお取り替えいたします．

・本書の複製権・翻訳権・上映権・譲渡権・公衆送信権（送信可能化権を含む）
は株式会社杏林書院が保有します．

・JCOPY＜（一社）出版者著作権管理機構 委託出版物＞
本書の無断複製は著作権法上での例外を除き禁じられています．複製される場合
は，そのつど事前に，（一社）出版者著作権管理機構（電話 03-3513-6969, FAX
03-3513-6979, e-mail：info@jcopy.or.jp）の許諾を得てください．